W0059324

Alle Angaben in diesem Buch beruhen auf dem aktuellen Stand von Wissenschaft und Forschung. Grundsätzlich sollten jedoch alle Befindlichkeitsstörungen mit einem Arzt oder Heilpraktiker besprochen werden, ehe eine Selbstbehandlung vorgenommen wird. Insbesondere muß abgeklärt werden, daß die vorliegenden Beschwerden nicht Symptome von Krankheiten sind, die dringender ärztlicher Behandlung bedürfen. Für den Erfolg bzw. die Richtigkeit der Anwendungen in jedem Einzelfall können Autorin oder Verlag keinerlei Gewähr übernehmen.

Alice Beringer

Aloe vera

**Natürliche Schönheit und Wohlbefinden
durch die Königin der Heilpflanzen**

WILHELM HEYNE VERLAG
MÜNCHEN

Umwelthinweis:
Dieses Buch wurde auf
chlor- und säurefreiem Papier gedruckt.

4. Auflage
Neuausgabe 11/99
Copyright © 1997 by Wilhelm Heyne Verlag GmbH & Co. KG,
München
Copyright © dieser Ausgabe 1998 by
Wilhelm Heyne Verlag GmbH & Co. KG, München
http://www.heyne.de
Printed in Germany 2001
Lektorat: Johann Lankes
Umschlaggestaltung: Atelier Bachmann & Seidel, Reischach
Umschlagabbildung: Bildarchiv Okapia, Frankfurt
Satz: DTP/Walleitner
Druck und Bindung: RMO-Druck, München

ISBN 3-453-16382-6

Inhalt

Anhang

Vorwort

Die »wahre« Aloe

Von den über 250 Aloe-Arten, die es auf der Welt gibt, besitzt die Aloe vera (lat.: die wahre Aloe) aufgrund ihrer biochemischen Zusammensetzung die besten Eigenschaften als Heilpflanze. Schon die alten Griechen kannten zahlreiche Rezepte zu ihrer Anwendung, und unsere Urgroßmütter nannten sie einfach die »Erste-Hilfe-Pflanze«. Tatsächlich ist die Aloe so gut wie eine kleine Hausapotheke: Ihr Saft heilt Schnittwunden und Verbrennungen im Haushalt, er schützt gegen Mückenstiche und Sonnenbrand, hilft gegen Akne und Haarausfall und beseitigt Magenbeschwerden, wenn Sie einmal zu viel oder zu fett gegessen haben.

Aber der Aloe-Saft kann noch viel mehr. Leider war uns die Kenntnis dieser unscheinbaren Wunderpflanze im Lauf der Zeit abhanden gekommen, weil es ja für jede Krankheit inzwischen ein eigenes Medikament gibt, das der Arzt gerne verschreibt und das im allgemeinen auch häufig hilft.

Doch bei vielen Beschwerden wäre es überhaupt nicht nötig, rasch zu einer Tablette zu greifen und uns den oft zahlreichen unerwünschten Nebenwirkungen auszusetzen, wenn wir bessere Kenntnisse von der Heilkraft der Natur hätten. »Der Arzt hilft, aber die Natur heilt«, sagte Hippokrates, der größte Arzt der Antike – und er hatte recht.

Deshalb will ich Ihnen in diesem Buch eine lange vergessene Wunderwaffe gegen zahlreiche Krankheiten und Beschwerden in Erinnerung rufen, von der keinerlei Nebenwirkungen bekannt sind: die Aloe vera. Unsere Vorfahren brauchten noch die Pflanze selbst, um aus ihren Blättern den Heilsaft zu gewinnen. Heute können Sie ihn glücklicherweise in der Apotheke kaufen oder bestellen. In purem Zustand, ohne chemische Beimengungen, kann man ihn äußerlich und innerlich anwenden, je nach Art der Krankheit. In alten Kräuterbüchern, wie sie die Ärzte unserer Vorfahren benutzten, habe ich die Rezepte nachgelesen und für unsere Zeit modifiziert.

Lernen Sie eine der wirksamsten Heilpflanzen neu kennen! Sie wird Ihnen nicht nur in akuten Notfällen Erste Hilfe leisten, sondern langfristig auch ihre Gesundheit und damit ihre Lebensqualität wirklich spürbar verbessern. Damit Sie sich leichter orientieren können, habe ich das Buch in drei Teile gegliedert: Im ersten Teil können Sie erfahren, welch lange Tradition diese Heilpflanze in unserer Kulturgeschichte und in der Überlieferung der Indianer hat. Der zweite Teil schildert die Wirkungsweise und die hauptsächlichen Anwendungsbereiche der Aloe vera, und der dritte Teil schließlich versammelt in alphabetischer Reihenfolge eine Reihe von Rezepten, die Ihnen bei Beschwerden helfen sollen. Jeder von uns kann mit solchen Krankheiten konfrontiert werden, und da ist es gut zu wissen, daß wir nicht immer gleich auf die Chemie, auf Pillen und Tabletten zurückgreifen müssen, sondern auf die Heilkräfte der Natur vertrauen können.

Ich wünsche Ihnen viel Erfolg mit der Heilkraft der Aloe vera – und selbstverständlich eine gute Gesundheit!

Alice Beringer

Erster Teil

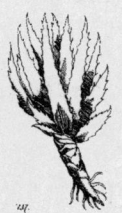

Auf dem bis zu 60 cm hohen und bis zu 7 cm dicken Stamm der Aloe vera wachsen dicke, blaßgrüne Blätter mit weißen Randstacheln. Heimisch ist sie in allen trockenen Landstrichen von Nordafrika, Syrien, Südamerika bis Rußland. Das Markgewebe der Blätter enthält einen farb- und geruchlosen Saft, der seit alters her als Heilmittel diente. Früher ließ man zur Gewinnung den Saft aus den abgeschnittenen Blättern austropfen und dampfte ihn dann zur Haltbarmachung ein, bis er dickflüssig, fast kristallklar wurde. Zur Anwendung wurde der Extrakt entweder in Pillen verarbeitet oder wieder in Wasser oder Alkohol aufgelöst.

Die Geschichte der Aloe vera

Die Heilkräfte der Aloe vera sind seit dem Altertum bekannt und wurden durch die Jahrhunderte überliefert. Erst durch die industrielle und synthetische Herstellung von Medikamenten wurde um 1900 der allgemeine Gebrauch dieses Naturheilmittels beendet, obwohl Sebastian Kneipp in seinem Gesundheits-Wegweiser »So sollt ihr leben« (1889, 20. Auflage 1894) noch ausdrücklich auf die Aloe aufmerksam gemacht hatte. Das »Klinische Recept-Taschenbuch für praktische Ärzte« aus dem Jahr 1902 verzeichnet die Aloe-Tinktur nur noch als Abführmittel, aber selbst diese Wirkung ist heute weitgehend vergessen.

Der Extrakt der Aloe wurde seither meistens nur noch als Schönheitsmittel in kosmetischen Präparaten, vor allem als Zusatz in Feuchtigkeitslotionen verwendet. Daß die Aloe zur natürlichen Hautpflege fast unentbehrlich ist, wird heute kaum noch jemand bestreiten. Aber diese unscheinbare Pflanze kann weitaus mehr: Ihr Saft heilt und lindert auf verblüffende und überzeugende Weise die unterschiedlichsten Beschwerden.

Lange Zeit war es nur möglich, diese Heilkräfte zu nutzen, indem man selbst eine Aloe-Pflanze kaufte, ein Blatt nach dem anderen abschnitt, den Saft heraustropfen ließ und ihn verwendete. Aber wer verstümmelt schon gerne eine Pflanze? Das war nicht nur unangenehm und mühsam, sondern auch kostspielig, weil man jede einzelne Pflanze beim Gärtner kaufen mußte. In Amerika begann man deshalb vor einigen Jahren, die dort wildwachsende Aloe auf Farmen zu züchten und den Saft in Flaschen abgefüllt zu verkaufen. Diese naheliegende Idee setzt sich nun auch bei uns durch, freilich nicht durch Importe aus den USA, sondern durch Aloe-Farmen auf den Kanarischen Inseln, wo diese Heilpflanze ebenfalls seit alters her wächst.

Dieser unverdünnte, also 100prozentige Saft der Aloe vera, der nur mit der natürlichen Ascorbinsäure (Vitamin C) haltbar gemacht wird, ist jetzt auch bei uns erhältlich, und zwar nicht nur zur Schönheitspflege, sondern auch als Heilmittel. Und wir haben damit die Möglichkeit, die Heilkräfte dieser Pflanze wieder zu entdecken, die schon in der Antike als wahres Wundermittel bekannt war. Welche Wirkung die Volksmedizin dieser Pflanze zutraute, sieht man allein schon aus der beiläufigen Erwähnung in der Bibel (Joh. 19, 39), daß nach der Kreuzabnahme ein Mann namens Nikodemus mit großen Mengen Aloe kam, um den vielleicht noch lebenden Jesus zu retten.

Wenn Sie eine Feuchtigkeitsmilch oder -lotion kaufen, und Sie finden auf dem Etikett den Hinweis »mit Aloe vera«, dann heißt das nichts anderes, als daß eine winzige Menge Aloe-Saft zusammen mit ungenannten und ungezählten anderen, synthetischen Stoffen verarbeitet wurde. Bezeichnenderweise geben die Kosmetikhersteller die Menge nie an. In einer solcher Mixtur von »hautverwandten« Ölen, Riechstoffen und Emulgatoren ist die Wirkung der Aloe vera praktisch gleich null.

Zur wirksamen natürlichen Hautpflege können Sie nur ein reines Aloe-Gel benutzen, wie es verschiedene Hersteller in Apotheken anbieten (Adressen im Anhang). Präparate, die fast ausschließlich, also zu über 95 Prozent aus reiner Aloe vera bestehen, sind immer noch mit künstlichen Zusatzstoffen vermengt, die nicht nur der Haltbarkeit, sondern vor allem einem angenehmen Aroma dienen: Sie sind parfümiert. Das mindert zwar nicht die Wirksamkeit der Aloe bei der Hautpflege, aber es bedeutet, daß diese Mittel nur äußerlich angewendet, das heißt nicht eingenommen werden dürfen. Auf keinen Fall dürfen durch Fremdstoffe angereicherte Aloe-Produkte zur Behandlung von inneren Beschwerden benutzt werden!

Nur 100 Prozent reiner Aloe-Saft ist zur Einnahme bei Erkrankungen geeignet. Wenn Sie diesen eigentlich selbstverständlichen Unterschied beachten, gibt es kein Hindernis mehr, von den vielfältigen Kräften dieser so lange vergessenen Heilpflanze zu profitieren.

Vergessen? Nein, das stimmt nicht ganz. Wir haben die Kenntnisse über dieses unscheinbare und anspruchslose Gewächs nur verdrängt durch die Lektüre der Beipackzettel unserer modernen, synthetisch hergestellten Medikamente, und den längsten Absatz auf diesen Zetteln, der die unerwünschten Nebenwirkungen aufzählt, haben wir immer ganz schnell überlesen, weil wir davon nichts wissen wollen. In der klassischen Homöopathie ist die Aloe-Tinktur immer, allerdings nur bei sehr wenigen Indikationen verschrieben worden. Erst die »natürliche« Medizin hat sich wieder auf die alten Quellen besonnen, und in ihnen nimmt die Aloe vera eine ganz erstaunliche Position ein: Sie war die unbestrittene Königin der Heilpflanzen.
Wo immer sie heimisch wurde, in Kalifornien oder im Kaukasus, auf dem kargen Boden der Kanarischen Vulkaninseln oder in Süd-

amerika – ihre Heilkraft wurde überall erkannt und genutzt. Unabhängig von schriftlichen Überlieferungen kam zuerst die Volksmedizin ganz verschiedener Kulturkreise zu identischen Erkenntnissen bei der Behandlung von Krankheiten, und dieses Wissen wurde dann aufgezeichnet und jahrtausendelang überliefert.

Nach unserer Kenntnis waren es zuerst die alten Ägypter, die schriftliche Zeugnisse zur Heilkunde und Körperpflege mit der Aloe-Pflanze hinterlassen haben. Der Leipziger Professor Georg Ebers, der auch eine Reihe altägyptischer Historienromane geschrieben hat, die heute zu Recht vergessen sind, fand 1873 einen umfangreichen, etwa 3500 Jahre alten Papyrus mit detaillierten medizinischen Rezepten, in denen die Verwendung von Aloe für Salben beschrieben wird. Dieses Wissen ging von den Ägyptern auf die Griechen über, die eine Inselgruppe namens Sokotora (heute das jemenitische Socotra) als die eigentliche Heimat der Aloe ausmachten. Der Überlieferung zufolge soll der Staatsphilosoph Aristoteles den Herrscher Alexander den Großen dazu überredet haben, diese Inseln zu erobern, um sich den alleinigen Besitz der Aloe zu sichern. Das klingt vielleicht zunächst etwas merkwürdig, war aber durchaus sinnvoll, weil Alexander auf seinem Feldzug nach Indien einen ausreichenden Vorrat an Medikamenten brauchte: Die Aloe galt als die beste Hilfe bei Kriegsverletzungen und wurde in entsprechenden Mengen auf den Feldzügen mitgeführt.

Übrigens machte vier Jahrhunderte später, nämlich um das Jahr 50, der »ungläubige« Apostel Thomas auf Sokotora Halt, um seine Missionierung der Inder vorzubereiten. In Begleitung eines Kaufmannes in Diensten des indischen Königs Gundaphar, der mit den Römern Handel trieb, kam Thomas, vielleicht sogar auf einem römischen Schiff, nach Indien und erwarb sich einen rasch wachsenden Ruhm durch seine Krankenheilungen. Wie ein zweiter Jesus – daher sein Beiname »Didymus« (= Zwilling) – soll er aussichtslose Verletzungen und vor allem durch die schlechte Hygiene bedingte Geschwüre geheilt haben, wofür ihm seine Kenntnisse der Aloe die nötige Grundlage waren. Erst um das Jahr 67 fiel er einem Überfall von Hindu-Fundamentalisten zum Opfer; in Mailapur bei Madras wird noch heute die Stelle gezeigt, und die Christen in Indien feiern ihn heute noch als ihren Heiligen. Er war es, der die Heilpflanze Aloe in Indien einführte und bekanntmachte – durch die Ayurveda-Medizin kehren diese Kenntnisse nun seit einigen Jahren als original indische Weisheit wieder zu uns zurück. Die Geschichte macht zuweilen sonderbare Umwege.

Ungefähr zur gleichen Zeit, nämlich um das Jahr 50 n. Chr., verfaßte ein griechischer Arzt und Naturforscher aus Kilikien namens Dioskorides, der als Militärarzt unter Kaiser Nero den gesamten Orient bereist hatte, eine Arzneimittellehre (»De materia medica«) in fünf Büchern, in der er besonders die Wirkung der medizinischen Heilpflanzen beschrieb. Es handelt sich um rund 800 Krankheitsbilder, für die er Rezepte angab, und die Aloe gehörte dabei zu seinen am häufigsten genannten Medizinalpflanzen für die Behandlung von Wunden, Geschwüren und Entzündungen, Arthritis, Kopfschmerzen, Haarausfall und vielem mehr. Besonders in den arabischen Ländern galt sein Lehrbuch als Standardwerk und wurde mehrfach von arabischen Gelehrten kommentiert und ergänzt. Auf sein Werk ist die Hochschätzung der Aloe bei den Moslems zurückzuführen, denen die Pflanze auch als Symbol des vollkommenen Glücks gilt. Daß sie sich Aloe-Blätter gerne in die Hauseingänge hängen, hat allerdings nicht allein eine symbolische, sondern wohl vor allem eine sehr praktische Bewandtnis: Durch ihren Geruch vertreibt die Aloe nämlich die Insekten. Eine deutsche Übersetzung des Dioskorides erschien im Jahr 1610 in der Form eines »Kreutterbuchs«.

Etwa zur gleichen Zeit wie Dioskorides verfaßte Plinius ("der Ältere"), der im Jahr 79 als Zuschauer beim Ausbruch des Vesuv ums Leben kam, seine monumentale »Historia naturalis«, die erste enzyklopädische Naturgeschichte. Dieses einzige von ihm erhaltene Werk ist eine unerschöpfliche Fundgrube für unsere Kenntnis der antiken Wissenschaften und des Volksglaubens: Plinius hat einfach alles aufgeschrieben, was er, ob wahr oder unwahr, als Information irgendwo gefunden hat. Wegen seiner thematischen Weitläufigkeit gab es von diesem Werk vielbenutzte Auszüge, so die »Medicina Plinii«, die als Selbsthilfebuch für Reisende gedacht war. Man hat Plinius oft kritisiert, weil er unterschiedslos Aberglauben und wissenschaftliche Erkenntnisse vermischt; ein schönes Beispiel dafür ist, was er über die Aloe schreibt. Ich zitiere den Text ausführlich in der alten Übersetzng von 1855:

»Die Aloe hat Aehnlichkeit mit der Scilla, ist aber größer und hat saftigere, schräg gestreifte Blätter. Der Stengel derselben ist dünn, in der Mitte räthlich, dem des Antherikon nicht unähnlich; die Wurzel ist einfach, wie ein Pfahl in die Erde gesenkt, stark von Geruch und herb von Geschmack. Die gerühmteste kommt aus India, aber sie wächst auch in Vorderasien; doch bedient man sich von dieser nur der frischen Blätter auf Wunden, welche sie, wie auch der Saft, wunderbar schnell schließt; daher pflanzt man sie auch in kreiselförmige Gefäße, wie das größere Aeizoon. Manche schneiden des Saftes wegen den Stengel vor der Reife des Samens an, andere auch die Blätter; doch findet er sich auch von selbst in daranhangenden Tropfen. Daher hält man es für nöthig den Ort, wo sie gepflanzt ist, zu täfeln, damit diese Tropfen nicht von der Erde aufgesaugt werden. Manche haben freilich erzählt, es werde in Judäa oberhalb Jerusalems ein mineralischer Stoff der Art gefunden, allein keine ist so schlecht, so dunkel oder so feucht. Die beste Sorte also ist fett und glänzend, braunroth von Farbe, leicht zerreiblich, von der Dichtigkeit einer Leber und leicht löslich; verwerflich dagegen ist die dunkelfarbige, harte und sandige und die, welche sich durch ihren Geschmack als mit Gummi oder Akakia versetzt zu erkennen giebt. Ihre Eigenschaften sind zu verdichten, zusammenzudrängen und sanft zu erwärmen, und sie wird vielfach angewendet, namentlich um Oeffnung zu verschaffen; dabei ist sie beinahe das einzige der dahin wirkenden Heilmittel, welches zugleich den Magen stärkt und ihn demnach nicht durch die entgegengesetzte Wirkung angreift. Man trinkt davon eine Drachme* ; bei Magenschwäche aber in zwei Cyathus lauen oder kalten Wassers löffelweise zwei oder dreimal des Tages in Zwischenräumen, wie es die Umstände erfordern. Zur Abführung nimmt man höchstens drei Drachmen mit um so größerer Wirkung, wenn man nach dem Einnehmen Etwas ißt. In herbem Wein hält sie das Ausfallen der Haare zurück, wenn man sich in der Sonne den Kopf gegen den Strich damit salbt. Kopffschmerzen stillt sie, wenn man sie in Essig und Rosenöl auf die Schläfe und die Stirn legt oder, wenn sie verdünnt ist, daraufgießt. Ausgemacht ist es, daß man alle Augenleiden damit heilt, namentlich das Jucken und den Ausschlag an den Augenlidern; deßgleichen fleckige und bleifarbig unterlaufene Stellen, wenn sie mit Honig aufgelegt wird, besonders mit Pontischem, ferner die Mandeldrüsen, das Zahnfleisch, alle Mundgeschwüre und Blutauswurf; ist dieser mäßig, so trinkt man eine Drachme in Wasser, wo nicht, in Essig. Auch das aus Wunden oder sonst woher fließende Blut stillt sie, theils allein, theils in Essig. Auch sonst ist sie auf Wunden sehr heilsam, indem sie dieselben schnell vernarbt. So sprengt man sie auch auf Vereiterungen der männlichen Zeugungsglieder, auf Teigwarzen und Risse am Gesäß theils mit Wein, theils mit Sekt, theils trocken für sich, je nachdem die Behandlung Milderung oder Beschränkung erfordert. Auch lindert sie sanft den allzu starken Hämorrhoidal-Fluß. Bei Ruhren giebt man sie als Klystier, und wenn die Verdauung der Speisen zu langsam vor sich geht, trinkt man sie nach der Mahlzeit in mäßigen Zwischenräumen. In der Gelbsucht giebt man drei Obolus in Wasser. Man verschluckt auch, um die Eingeweide zu reinigen, Pillen davon mit ausgekochtem Honig oder Terebinthen-Harz. Sie heilt auch Fingergeschwüre.«

Bis auf den eigentümlichen Hinweis, daß man sich bei Haarausfall die Kopfhaut mit Aloe gegen den Strich salben soll und dies ausdrücklich in der Sonne, sind diese Rezepte durchaus nachvollziehbar und beschreiben das breite Spektrum der Pflanze.

Bis zum Beginn der modernen Naturwissenschaften repräsentieren die Aufzeichnungen von Dioskorides und Plinius den Stand des botanischen und medizinischen Wissens. Deshalb findet man ihre Erkenntnisse, oft in wörtlicher Formulierung, auch in den frühen Kräuterbüchern wieder, die nach 1500 erschienen und zum Gebrauch für Ärzte bestimmt waren. Die Berufung auf die Autorität eines berühmten Vorgängers reichte damals aus, um die Wirkung eines Medikaments zu beglaubigen. Erst in der Neuzeit wurde die Überprüfung durch eigene Erfahrungswerte eingeführt. Obwohl also auch die Kräuterbücher noch stark mit überlieferten mythologischen und magischen Vorstellungen durchsetzt sind, ist es doch erstaunlich, wie präzise schon damals eine Heilpflanze wie die Aloe beschrieben werden konnte. Und manche Vorschrift, die dem aufgeklärten Zeitgenossen der Moderne als magisches Ritual erscheint, erweist sich auf den zweiten Blick als durchaus sinnvolles Rezept. Wenn Plinius nämlich sagt, man solle gegen Haarausfall den Aloe-Saft mit Wein und bei Sonneneinstrahlung in die Kopfhaut einmassieren, hat er recht: Der Alkohol und die Sonnenwärme öffnen die Poren zur besseren Wirksamkeit der Prozedur.

Vollkommen unabhängig von der europäischen Überlieferung seit der Antike existierte die Kenntnis der heilkräftigen Aloe-Pflanze bei den Ureinwohnern Nord- und Südamerikas, den Indianern. In Europa haben wir davon erst durch die weißen Siedler erfahren, die seit der Mitte des 19. Jahrhunderts die Indianergebiete eroberten. Da zu Beginn der großen Einwanderungswellen die Indianer den fremden Siedlern noch freundlich gesonnen waren, ließen sie sie auch im Bedarfsfall an ihren medizinischen Kenntnissen teilhaben. Viele Familien haben damals nur durch die Nothilfe der Indianer überlebt; Frauen und Kinder wurden durch indianische Heilkünste gerettet, und sie berichteten über diese Erfahrungen in ihren Briefen für die daheim gebliebenen Verwandten.

Da sich unter den weißen Siedlern auch Apotheker und Ärzte befanden, machten sich einige von ihnen detaillierte Aufzeichnungen für die eigene Praxis. Sie hatten sehr rasch gemerkt, daß die mitgebrachten Pillen und Tinkturen nicht lange reichten und der Nachschub im »Wilden Westen« nicht so problemlos wie erwartet funktionierte. Um zu überleben, waren die Einwanderer zunächst auf die medizinischen Kenntnisse der Ureinwohner angewiesen, die sie dann so brutal vertreiben würden.

Es ist aber auch überliefert, daß einzelne Stämme nach den schlechten Erfahrungen, die andere mit den weißen Siedlern gemacht hatten, ihre Geheimrezepte für sich behielten. So verheimlichten die Creeks jahrzehntelang, wieso sie nicht von Moskitos gestochen wurden: Sie rieben sich mit verdünntem Aloe-Saft ein.

Den Aufzeichnungen verdanken wir wichtige Informationen über die Art der Heilpflanzen und ihre Anwendung. In der europäischen Heimat wurden diese Berichte lange ignoriert oder nicht ernstgenommen, weil es hier ja genug andere Medikamente gab. Erst das bahnbrechende und in mehreren Auflagen erschienene Werk des Berliner Sanitätsrats Max Bartels »Die Medicin der Naturvölker« (Leipzig 1893) verhalf diesem Wissen zu seinem Recht. Er schrieb darin über die Heilpflanzen der Indianer: »Den Pharmakologen aber mag ihr Studium recht dringend ans Herz gelegt werden, denn mancher therapeutische Schatz kann hier noch im Verborgenen schlummern.«

Vermutlich ist dieser Rat damals von den meisten deutschen Schulmedizinern belächelt und nicht weiter beachtet worden. Heute gilt er um so mehr. Es ist das Verdienst von Max Bartels, alle zu seiner Zeit verfügbaren Quellen ausgewertet und zu einer heute noch anregend zu lesenden Gesamtdarstellung zusammengefaßt zu haben. Für Amerika hat dies – bemerkenswerterweise fast zur gleichen Zeit – der Arzt und Pharmakologe C. F. Millspaugh mit seinem 1887 erschienenen Buch »American Medical Plants« geleistet. Das zeigt, daß zu dieser Zeit die Heilpflanzenkunde der indianischen Ureinwohner zumindest von Fachleuten ernstgenommen wurde.

Aus den von Max Bartels ausgewerteten Quellen können wir entnehmen, daß die Zahl der von den Indianern benutzten Medizinalpflanzen zwar relativ gering war, von Stamm zu Stamm unterschiedlich, doch im Durchschnitt betrug sie etwa zwanzig Pflanzen. Das Spektrum der Krankheiten jedoch, das mit diesen wenigen Heilpflanzen abgedeckt und behandelt wurde, war relativ breit. Das sollte uns allerdings nicht wundern, denn bei uns gibt es zwar Tausende verschiedene Medikamente, die sich aber nur aus relativ wenigen Wirkstoffen zusammensetzen. Das Spektrum der Krankheiten reichte also von Schüttelfieber, Durchfall und Verstopfung, Magenverstimmung, Vergiftungen und Asthma über Kopfschmerz und Rheuma bis zu Verbrennungen, Wunden, Ausschlägen, Augen- und Ohrenleiden, Husten und Frauenleiden. Die wichtigste Pflanze, die am häufigsten zur Behandlung dieser Krankheiten verwendet wurde, war übereinstimmend die Aloe vera.

Nach der Vorstellung der Indianer wirkte aber nicht die Pflanze an sich, sondern ihre eigentliche Heilkraft erhielt sie erst durch das Ritual des Medizinmannes, das von jedem Angehörigen eines Stammes respektiert wurde. Es wäre also auch bei kleineren Beschwerden wie Schnittwunden zum Beispiel nicht erlaubt gewesen, daß der Kranke selbst oder ein Familienmitglied sich der Pflanze bediente, sondern man unterwarf sich in jedem Fall dem vorgegebenen Ritual.

Das begann mit dem Abschneiden einzelner Blätter oder der ganzen Pflanze, das nur zu einem bestimmten Zeitpunkt erfolgen konnte. Da man dem Nachttau eine besonders unterstützende Heilwirkung zuerkannte, wurden die Pflanzen meist am frühen Morgen geerntet. Der Medizinmann trug dazu seine Arbeitskleidung, nämlich eine Decke oder ein Fell, auf dem Vogelschnäbel und Vogelkrallen angebracht waren, um mögliche schädliche Geister von der Pflanze fernzuhalten. Zu diesem Zweck hielt er auch eine Rassel in der Hand. Nach der Ernte wurde die Pflanze über einem Feuer getrocknet und geröstet, wobei das Ritual bestimmte Formeln und Gebete verlangte. Einer der überlieferten Texte lautet so:

»Großer Vater,
dieses Blatt ist dir genommen worden,
ist in das Feuer geworfen worden,
es wird nicht mehr wachsen,
es wird nicht mehr blühen am Stamm.
Es hat keine Wurzel mehr
und die Sonne wird es nicht mehr sehen.
Es wird verfallen.
Es wird zermahlen werden zu Pulver.
Großer Vater,
verzeih mir, daß ich dieses Blatt genommen habe.
Es wird deine Sonne nicht mehr sehen.
Ich werde deine Sonne sehen,
wenn dein Blatt zu Pulver verfällt,
und du mir zeigst, daß es gut ist.
Das Schlechte soll verfallen in diesem Körper,

das Unrecht soll keine Wurzel haben in ihm.
Es soll nicht mehr blühen,
es soll nicht die Sonne sehen.
Großer Vater,
laß das Schlechte herausgehen aus dem Fleisch,
aus dem Lager, aus dem Haus.
Zeige mir, daß es gut ist.«

Wenn die Pflanze unter dem Absingen solcher Beschwörungsformeln langsam getrocknet war, wurde sie im Mörser zerstoßen und zerrieben, das Pulver wieder angefeuchtet und als Medizin verwendet. Die nicht benötigten Reste wurden vom Medizinmann wieder eingesammelt und in Beuteln aus Tierhäuten aufbewahrt. Das Pulver konnte also überallhin mitgenommen werden und war durch Beimengung von Wasser auch sofort wieder einsatzbereit.

Wenn man die durchaus freundlichen Beschwörungsrituale einmal außer acht läßt, handelt es sich um eine Konservierungsmethode, die sich besonders auf längeren Jagdzügen und im Krieg als vorteilhaft erwies. Michael A. Weiner bemerkt dazu in seinem Buch »Indianermedizin« (1988), daß die Ureinwohner Nordamerikas auf Grund ihres unruhigen und gefährlichen Lebens zu Experten in der Behandlung von Wunden wurden und ohne Laboratorien zur chemischen Analyse, allein durch ihre Erfahrung, Heilpflanzen richtig einsetzen konnten. Weiner zitiert Dr. Eric Stone:

»Es genügt zu sagen, daß alle militärischen und medizinischen Beobachter, die mit den Indianern in Kontakt kamen, darin übereinstimmen, daß sie sich in den meisten Fällen von Verwundungen schneller als Weiße erholten, und das nach Verletzungen, die für einen Weißen tödlich gewesen wären. Bourke berichtet von zwei Indianern, die aus einem Militärhospital entlassen worden waren, damit sie bei ihren Angehörigen sterben könnten. Sobald sie von ihren eigenen Medizinmännern behandelt wurden, machte ihre Genesung rapide Fortschritte. Zu einer Zeit, als Schußverletzungen, bei der die Blase in Mitleidenschaft gezogen wurde, für einen Weißen immer tödlich waren, schienen die Indianer eine solche Verletzung problemlos zu überstehen. Loskiel untersuchte einen Mann, dem ein Bär das Gesicht zerfleischt, den Brustkorb eingedrückt, sämtliche Gliedmaßen aufgerissen und den Unterleibe aufgeschlitzt hatte. Dieser Mann konnte noch vier Meilen bis zu seinem Dorf zurückkriechen und war nach sechs Monaten vollständig genesen, zurück blieben nur unzählige Narben. Solche Berichte gibt es zu Hunderte, da alle Beobachter von dieser Fähigkeit, schreckliche Verwundungen zu überleben, stark beeindruckt waren.«

Und wieder ist es die Aloe vera, die sich zur Heilung solcher Wunden als am wirksamsten erwiesen hat. In den USA hat es sich das »Aloe Vera Research Institute« in Cypress, Kalifornien seit einigen Jahren zur Aufgabe gemacht, diese Wirkung wissenschaftlich zu erforschen. Wir kennen also inzwischen die chemische Zusammensetzung der Aloe-vera-Pflanze. Sie enthält neben den Vitaminen A, C und E vor allem einen hohen Anteil verschiedener Aminosäuren, die für die Eiweißbildung und den Proteinhaushalt des Körpers von größter Wichtigkeit sind. Manche davon bildet der Körper normalerweise selbst, einige müssen durch die Nahrung zugeführt werden. Dazu gehärt die Aminosäure Lysin, die in der Aloe vera in hoher Konzentration enthalten ist, aber auch Arginin und Methionin. In alphabetischer Reihenfolge sind folgende lebenswichtige Aminosäuren in der Aloe vera enthalten:

- Alanin
- Arginin
- Asparaginsäure
- Glutaminsäure
- Glyzin
- Histidin
- Lysin
- Methionin
- Prolin
- Serin
- Tyrosin

Aber auch die mineralische Zusammensetzung ist interessant:

- Eisen 44,0 mg/l
- Kalzium 18,6 mg/l
- Kaliumcarbonat 31,4 mg/l
- Magnesium 3,1 mg/l
- Mangan 4,5 mg/l
- Sodium 12,7 mg/l
- Zink 1,7 mg/l

Die Aloe enthält also gerade jene Stoffe, die für die Funktion des Immunsystems unerläßlich sind und es stärken. In älteren Darstellungen der Aloe vera kann man immer wieder lesen, daß ihr Hauptwirkstoff das Aloin, ein anthrachinonisches Glykosid sei. Dies stimmt für die frühere Verarbeitung des Saftes. Man ließ ihn aus den abgeschnittenen Blättern austropfen und in Kupferkesseln so weit einkochen, daß eine Probe beim Erkalten erstarrte. Dabei entstand eine undurchsichtige, braune Masse, die mit vielen kleinen Aloin-Kristallen durchsetzt war (Aloe hepatica). Bei längerem Verdampfen bildete sich eine ebenfalls braune, aber durchsichtige, nicht kristalline Masse (Aloe lucida). Nach alten Rezepten soll sich ein Teil in zwei Teilen kochendem Wasser lösen. Um das Harz zu bekommen, mußte man die Masse bis zum Gefrierpunkt abkühlen und dann nach der Lösung des Harzes wieder eindampfen, damit man das Extractum Aloes bekam. Dies zu einem Teil mit fünf Teilen Alkohol gelöst galt als die Tinctura Aloes, die in der Homöopathie angewendet wurde. Sie enthielt immer noch, neben sehr geringen Mengen ätherischer Öle, das bittere Aloin als Hauptwirkstoff. Die Tinctura Aloes wurde hauptsächlich als Abführmittel benutzt.

Beim frischen und reinen Saft der Aloe vera ist das anders: Er kann ohne die bei der Verdampfung entstehende kristalline Aloin-Bildung vielfältig verwendet werden.

Wichtig: Die nun folgenden Anwendungsbeispiele sind, insbesondere was die innerliche Anwendung betrifft, nicht verbindlich im Sinne ärztlicher Verordnungen. Es sind Vorschläge, für deren Erfolg weder der Verlag noch die Autorin eine Garantie oder eine Haftung übernehmen können. Jeder Patient reagiert auf jedes Medikament in individueller Weise. Auf keinen Fall sollen diese Beispiele den Besuch beim Arzt ersetzen: Im Gegenteil kann durch ärztliche Aufklärung und Hilfe die Aloe-Behandlung wesentlich unterstützt oder korrigiert und in die richtige therapeutische Bahn gelenkt werden. Es gibt bisher bei uns keine schulmedizinisch gesicherten Kenntnisse über die breite therapeutische Wirksamkeit der Aloe vera. Andererseits sind die überlieferten Erfahrungen aus der Naturmedizin so eindrucksvoll, daß wir diese lange vernachlässigte Heilpflanze als »Elixier zum langem Leben« (Paracelsus) wieder neu entdecken sollten. Denn schon bei Hippokrates heißt es: »Von zwei Ärzten ist derjenige der bessere, der mit den schonenderen, weil weniger eingreifenden Mitteln zum Ziel kommt.«

Zweiter Teil

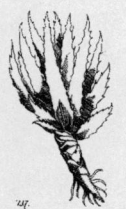

Die Heilwirkung der Aloe vera und ihre Anwendungsgebiete

Lange vor der Entdeckung und synthetischen Entwicklung von Antibiotika war die antibakterielle Wirkung der Aloe vera bekannt, die sie zur idealen Heilpflanze gegen alle Arten entzündlicher Krankheiten machte. Leider geriet dieses Wissen wieder in Vergessenheit. Tatsächlich ist es aber so, daß entzündliche Prozesse, vom Eiterpickel bis zur Nervenentzündung, einen Hauptteil unserer Alltagserkrankungen bilden. Sie können, wie alle Krankheiten, unendlich beschwerlich und langwierig verlaufen, wenn nur die Symptome behandelt werden und nicht die Ursache selbst angegangen wird.

Was ist eine Entzündung? Auf den kürzesten Nenner gebracht, ist es der Abwehrkampf des Organismus gegen einen Krankheitserreger: Bakterien, Viren, Fremdkörper oder unverträgliche Stoffe, die in den Organismus eingedrungen, dort aber eigentlich fehl am Platze sind, weil sie das Gleichgewicht des Körpers stören und krankhaft beeinflussen. Wir alle kennen die Symptome einer Entzündung: An der Stelle, an der sich der Eindringling festgesetzt hat, kommt es zu einer Rötung der Haut, zu einer Schwellung des Gewebes, das bei Druck empfindlich schmerzt und damit zu einer eingeschränkten Funktion des betroffenen Körperteils – man will und kann die Hand oder den Fuß nicht mehr bewegen.

Was Sie nicht sehen können, ist der Abwehrkampf, der in Ihrem Körper dann schon in vollem Gang ist. Denn die Rötung der Haut entsteht durch eine verstärkte Blutzufuhr durch die örtlich erweiterten Gefäße, weil die Blutkörperchen den Feind unschädlich machen wollen. Durch die Erweiterung der Gefäße und die starke Blutzufuhr fühlt sich die betroffene Stelle auch sofort wärmer an als die Umgebung. Durch den vermehrten Austritt weißer Blutkörperchen kommt es zur Schwellung, die naturgemäß auf die sensiblen Nervenenden drückt und damit Schmerzen verursacht. Je größer die Schwellung, desto größer die Druckempfindlichkeit, und beides zusammen führt logischerweise zu einer Einschränkung der Funktionsfähigkeit.

Eigentlich sind Entzündungen etwas ganz Normales, das im Organismus weitaus häufiger vorkommt, als Sie glauben, weil Sie es überhaupt nicht bemerken, solange die Blutkörperchen ihre gewohnte Arbeit ohne Anstrengungen tun können. Wir bemerken Entzündungen meistens erst, wenn wir ihre äußeren Symptome sehen oder Schmerzen empfinden. Das heißt: Normalerweise bilden sich Entzündungen von allein zurück – vorausgesetzt, die Abwehrkräfte der Blutkörperchen sind dafür stark genug. Deren erhöhten Einsatz empfinden Sie dann nur als eine leichte Mattigkeit, die meist am nächsten Tag schon wieder vorüber ist.

Wenn allerdings der fremde Eindringling zu stark ist, sammeln sich alle verfügbaren weißen Blutkörperchen in seiner Umgebung und werden vom Organismus in Eiterkörperchen umgewandelt, die den Eindringling umschließen und aus dem Körper treiben sollen. Im besten Fall entsteht so ein abgeschlossener, eng umgrenzter Abszeß, im schlechteren Fall jedoch, falls die Eiterbildung im Zellgewebe ungebremst sich fortentwickelt, eine eitrige Vergiftung des Gewebes, die Folgen haben kann bis zur Amputation.

Es geht also bei Entzündungen zuallererst darum, die physiologischen Funktionen des Organismus so zu stärken, daß weiterreichende Schädigungen ausbleiben. Dafür ist die Aloe vera in idealer Weise geeignet, weil sie äußerlich angewendet wie ein Antibiotikum wirkt und schädliche Bakterien abtötet, andererseits durch ihre innere Anwendung das Immunsystem des Körpers stärkt.

In unserem Körper gibt es sogenannte immunkompetente Zellen, die für die Abwehr körperfremder Substanzen (Antigene) und für die Beseitigung entarteter Zellen zuständig sind. Dieses hochkomplizierte Symstem der Immunüberwachung kann nur funktionieren, wenn die Abwehrzellen völlig intakt sind. Jede Stärung merken Sie sofort, weil Sie dann wesentlich empfänglicher für bakterielle oder für Virusinfektionen werden: Beispielsweise bekommen Sie leichter eine Grippe oder eine Darmstörung. Genügend Antikörper können von unserem Organismus aber nur gebildet werden, wenn der Enzymhaushalt stimmt, denn die Enzyme regeln die Zellfunktionen. Hier setzt die Wirksamkeit der Aloe vera ein: Sie unterstützt den gleichmäßigen Aufbau von Enzymen, aktiviert deren Tätigkeit und stärkt dadurch das Immunsystem des Körpers.

Denken Sie daran, daß jedes chemische Medikament eigentlich eine mehr oder weniger gravierende Vergiftung des Körpers bedeutet, die zu einer Störung des Enzymhaushalts führt. Das äußert sich dann in den sogenannten Nebenwirkungen. Im Gegensatz dazu vergiftet die Aloe den Organismus nicht, sondern unterstützt ihn direkt an der Quelle unserer Gesundheit, nämlich bei der Tätigkeit der Enzyme. Deshalb gibt es beim Gebrauch der Aloe auch keine Nebenwirkungen.

Besonders ältere Menschen sind häufig anfälliger für Krankheiten als jüngere. Sie treiben weniger Sport, bewegen sich weniger in der frischen Luft und ernähren sich nicht selten auch ungesund, das heißt zu einseitig und zu wenig vitamin- und mineralstoffreich. Deshalb lassen die Aktivitäten ihres Immunsystems mit der Zeit nach, die Zellen werden geschwächt, und Krankheitserreger können sich einnisten. Zwar kann dann eine Krankheit normalerweise durch gezielte pharmakologische Behandlung geheilt werden, doch gerät dabei der Enzymhaushalt aus dem Gleichgewicht, eine Stoffwechselstörung entsteht, und schon ist die nächste Erkrankung vorprogrammiert. Diese verhängnisvolle Kettenreaktion kann man vermeiden, wenn man die Abwehrkräfte des Körpers systematisch und auf natürliche Weise stärkt. Dank ihrer biochemischen Zusammensetzung ist dafür die Aloe vera die beste Hilfe.

Ein Liter Aloe-Saft enthält 44 Milligramm Eisen. Besonders, wenn Sie eine fleischarme oder gänzlich vegetarische Ernährung bevorzugen, laufen Sie Gefahr, nicht genug Eisen zu sich zu nehmen. Das gleicht auch der Verzehr von Vollkornbrot nicht aus. Eisenmangel wirkt sich aber sofort schädlich auf das Immunssystem aus: Die Abwehrzellen werden geschwächt und können Infektionskrankheiten nicht mehr bekämpfen, weil sie nicht mehr genügend Antikörper produzieren können.

Bei einem dramatischen Eisenverlust im Körper kommt sogar die Zellatmung zum Stillstand, und der Organismus ist jeder noch so kleinen Infektion völlig wehrlos ausgeliefert. Zur Erhaltung des biochemischen Gleichgewichts braucht der Körper eine tägliche Ration Eisen. Die Mengen sind für Männer und Frauen unterschiedlich: Der Tagesbedarf eines Mannes beträgt 10 und der einer Frau 18 Milligramm.

Die regelmäßige Einnahme von Aloe-Saft zu den Mahlzeiten garantiert also die tägliche Versorgung des Körpers mit dem lebenswichtigen Eisen und stärkt damit die Funktion des Immunsystems. Ganz ähnlich ist es mit Kalzium, das den Zellstoffwechsel reguliert und durch seine Ionen die Wirksamkeit von Vitamin C sichert.

Noch ein Beispiel: Das in der Aloe vera enthaltene Vitamin A sorgt für gesunde Schleimhäute. Das klingt vielleicht nicht sonderlich aufregend, aber tatsächlich verhindert eine gesunde Schleimhaut den Eintritt von Krankheitserregern in den Körper. Die Keime und Schadstoffe bleiben nämlich normalerweise im Schleim so lange hängen, bis sie von dem dafür zuständigen Enzym angegriffen und aufgelöst werden können. Durch eine wegen Vitamin-A-Mangels nicht intakte Schleimhaut wandern die Bakterien ungehindert und viel zu schnell hindurch, bis sie im Körper Schaden anrichten können. Deshalb ist auch hier die Aloe vera als Vitamin-A-Versorger außerordentlich wichtig.

Nicht allein die Schleimhäute, sondern unsere gesamte Körperhaut ist die erste Barriere für Krankheitserreger und damit zugleich die erste und wichtigste Station unserer Immunabwehr. Daran denken wir oft nicht. Eine richtige Hautpflege sollte man deshalb nicht nach den Werbeslogans der Kosmetikindustrie betreiben. Deren Produkte sind zwar nicht schädlich, aber meistens nützen sie auch nichts. Lange bevor die naturwissenschaftliche Medizin dies mit chemischen Analysen begründen konnte, war in der Erfahrungsmedizin die hohe Wirksamkeit der Aloe bei allen Störungen der Haut bekannt. Immer wieder haben Forschungsreisende in der Südsee über die glatte und reine Haut der Eingeborenen gestaunt, bis sie erfuhren, daß sie sich mit einem Sud aus Aloe-Saft waschen. Weil eine gesunde Haut eine der Voraussetzungen für unsere allgemeine Gesundheit ist, will ich hier ihren Aufbau und die diffizilen Funktionen etwas näher beschreiben.

Jeder Mensch trägt durchschnittlich zwei Quadratmeter Haut mit einem Gewicht von ungefähr 14 Kilogramm mit sich herum. Unsere Schutzhülle ist damit unser größtes Organ und zugleich das mit der größten Anzahl verschiedener Eigenschaften und Fähigkeiten. Werden sie beeinträchtigt oder gestört, leidet darunter unser gesamtes Befinden. Andererseits lassen sich durch Einwirkungen auf die Haut zahlreiche Gesundheitsstörungen unserer positiv beeinflussen und beseitigen. Eine gesunde Haut ist also lebenswichtig. Wird mehr als ein Drittel ihrer Fläche, etwa durch eine schwere Verbrennung, zerstört, dann schwebt der Patient in Lebensgefahr. Vielleicht erinnern Sie sich an den Film »Goldfinger« – dort mußte eine Gespielin von James Bond für ihre Rolle ein Farbbad aus Goldbronze über sich ergehen lassen. Die Schauspielerin wurde prompt vor der Kamera ohnmächtig, weil ihre Haut keine Flüssigkeit mehr ausdünsten konnte und dadurch die Kühlung des Körpers verhindert wurde. Es dauerte einige Zeit, bis der Maskenbildner diesen Zusammenhang erkannt hatte und dann eine durchlässige Farbe wählte.

Die Haut besteht aus drei Schichten: aus der Oberhaut, der Unterhaut und dem Unterhautzellgewebe. Die Oberhaut (Epidermis) bildet aus einer Keimschicht heraus ständig neue Zellen, die innerhalb von vier Wochen zur Oberfläche wandern, absterben, verhornen und durch Abschuppung wieder abgestoßen werden. Bis zu einem gewissen Grad schützt uns die Epidermis vor Verletzungen und durch ihre pigmentbildenden Zellen auch vor den UV-Strahlen des Sonnenlichts. Die Zellen produzieren den Farbstoff Melanin, der sich im Bedarfsfall wie eine schützende Decke über die Epidermis-Zellkerne legt. Da Aloe-Saft einen natürlichen Lichtschutzfaktor 4 hat, unterstützt er beim Einreiben die Zellschutzfunktion vor Strahlungsschäden.

Die unter der Epidermis sitzende Lederhaut besteht aus einem eigenen Geflecht aus Bindegewebe und elastischen Fasern, Nerven und Haargefäßen. Sie gehört zu unserem Blutkreislauf, regelt die Hauttemperatur mittels der Schweißdrüsen und reguliert den Stoffwechsel. Neben den Schweißdrüsen, die durch kleine Kanäle mit der Epidermis, das heißt mit der Außenwelt verbunden sind, treten von der Lederhaut aus auch die Talgdrüsen mit den Haargefäßen an die Oberfläche. Zum Schutz der Epidermis werden durch die Drüsen ständig Öl- und Fettsäuren abgesondert. Wenn dieser Säureschutzmantel der Haut durch eine Stoffwechselstörung oder durch äußere Einflüsse angegriffen oder zerstört wird, können Bakterien, Pilze oder Viren in die Haut eindringen und Krankheiten verursachen.

Die feinen Nerven in der Lederhaut stehen in Verbindung mit den inneren Organen. Das erkennt man daran, daß bei der Erkrankung eines inneren Organs eine erhöhte Empfindlichkeit auf jenem Hautbereich zu spüren ist, der über die Nervenverbindung zu diesem Organ gehört. Die Haut reagiert auch äußerlich auf Infektionskrankheiten im Inneren des Körpers: Sie leitet sie nach außen ab. Dies bedeutet, daß es bei zahlreichen Infektionskrankheiten zugleich zu einem Hautausschlag kommt. Man sagt, je stärker dieser Ausschlag ist, desto komplikationsloser verläuft die Infektionskrankheit. Umgekehrt gilt, daß durch die Einwirkung von Aloe-Saft auf die Haut, der wie ein natürliches Antibiotikum wirkt, Infektionskrankheiten vermieden oder rascher geheilt werden können. Die Aloe vera dient durch ihre antibakterielle Wirkung nicht allein der äußerlichen Hautpflege, sondern schützt auf dem Weg über die Haut auch unseren gesamten Organismus vor schädlichen Keimen oder Bakterien. Im Anwendungsteil gebe ich dazu unter den einzelnen Stichworten einige Behandlungsbeispiele.

Neben den großen Bereichen des Immunsystems und der Haut gibt es noch einen dritten Komplex, auf den die Aloe vera heilenden Einfluß hat, nämlich alles, was mit dem Stoffwechsel und der Verdauung zusammenhängt. Wir wissen heutzutage sehr viel mehr über gesunde Ernährung als unsere Eltern oder Großeltern. Wir wissen beispielsweise, daß einseitige Ernährung durch Fast food schädlich ist, aber ballaststoffreiche Vollkornprodukte unserer Gesundheit dienen. Leider wissen wir aber meistens nicht, warum das so ist, weil wir über den Vorgang der Verdauung zu wenig orientiert sind. Deshalb will ich dazu noch ein paar Worte sagen.

Die Verdauung beginnt in dem Moment, in dem wir ein Stück Brot oder Wurst, also irgendein Nahrungsmittel in den Mund stecken. Und sie hat nur ein Ziel: die in den Nahrungsmitteln enthaltenen Stoffe zu den einzelnen Zellen unseres Körpers zu transportieren, um deren Leben und Funktion zu gewährleisten. Zu diesem Zweck müssen die Nahrungsmittel in ihre chemischen Bestandteile zerlegt werden, und zwar so weit, daß sie wasserlöslich werden. Nur dann können sie nämlich durch die Darmwände hindurch in die Blutgefäße und in das Lymphsystem eindringen, um so zu den Zellen zu gelangen. Für diesen Zersetzungsprozeß der Nahrung bis zu ihrer Wasserlöslichkeit ist der Körper vom Mund bis zum Dünndarm mit Drüsen ausgestattet, deren Funktion es ist, Enzyme oder, wie man auch sagt, Fermente abzusondern. Diese Enzyme haben jeweils die ganz spezifische Fähigkeit, bestimmte Inhaltsstoffe der Nahrung bis auf ihre chemischen Bestandteile abzubauen. Sie werden dabei von Bakterien unterstützt, die nur die Aufgabe haben, die Nahrungsmittel »aufzuschließen«, damit sie von den Enzymen leichter zerlegt werden können.

Ein Beispiel: Kohlehydrate (also Zucker oder Brot) müssen zu den wasserlöslichen Monosacchariden zerlegt werden. Bereits im Mund setzen die Speicheldrüsen zwei Enzyme frei, die diese Arbeit erledigen können – vorausgesetzt, man läßt ihnen durch ausgiebiges Kauen genügend Zeit. Es rutschen aber fast immer Nahrungsteile mit durch, die von »ihrem« Enzym nicht bearbeitet werden konnten. Auch darauf ist der Körper eingerichtet: An einer späteren Station des Verdauungsweges werden noch einmal Enzyme mit der gleichen Aufgabe abgesondert – auf unzerlegte Kohlehydrate warten also im Zwölffingerdarm nochmals Enzyme mit der gleichen Wirkung wie jene im Mundspeichel.

Den gesamten Verdauungstrakt, insbesondere den Zwölffingerdarm, kann man sich als eine Fabrik vorstellen, in der unsere Nahrung so weit in ihre chemischen Bestandteile aufgespalten wird, bis sie wasserlöslich ist und von den Darmwänden absorbiert werden kann, um als Zellnahrung zu dienen. Die drei wichtigsten Nahrungsstoffe Fett, Eiweiß und Kohlehydrate werden durch die Enzyme im Zwölffingerdarm aufbereitet. Die dort befindlichen Enzyme stammen aus der Bauchspeicheldrüse, aber auch in dem auf den Zwölffingerdarm folgenden Dünndarm gibt es noch Enzyme, die Kohlehydrate zu Monosacchariden abzubauen imstande sind. Das gleiche gilt natürlich auch entsprechend für Eiweißprodukte, die bis zu den wasserlöslichen Aminosäuren zerlegt werden müssen.

Gesund ist also eine Nahrung, die ohne Schwierigkeiten von den Enzymen verarbeitet werden kann. Wenn man nun weiß, daß das in der Nahrung enthaltene Fett zwar in das wasserlösliche Glyzerin und in Fettsäuren aufgespalten werden kann, die Fettsäuren aber die massive Hilfe der Gallensäure brauchen, um von den Darmwänden absorbiert zu werden, dann versteht man, daß allzu fettreiche Nahrung nicht gerade gesund sein kann.

Ich hoffe, ich habe mit dieser kurzen Erläuterung verständlich machen können, daß das, was man unter »Verdauung« versteht, die Arbeit der Enzyme meint und nicht das, was wir schließlich ausscheiden: Das ist nur der unverdaubare, überflüssige und nutzlose Rest. Wenn die Arbeit der Enzyme durch Infektionen oder Entzündungen, die auch Störungen des Immunsystems der Darmflora bewirken können, behindert wird, können die Nahrungsstoffe nicht mehr in einem ausgewogenen Verhältnis zerlegt und absorbiert werden. Die Folge sind Stoffwechselstörungen, die sich auf den gesamten Organismus auswirken und diverse Krankheiten auslösen können.

Gerade hier setzt die Heilkraft der Aloe vera an: Durch ihre chemische Zusammensetzung unterstützt sie die volle Wirksamkeit der Enzyme und aktiviert ihre Funktionsfähigkeit. In der Antike und im

Mittelalter kannte man zwar diese naturwissenschaftliche Begründung noch nicht, wußte aber durch Erfahrung dennoch sehr genau vom heilenden Einfluß der Aloe auf das Magen-Darm-System. In regelmäßiger, geringer Dosierung sorgt die Einnahme von Aloe-Saft für einen ausgeglichenen Stoffwechsel.

Wenn wir alle drei großen Wirkungsfelder der Aloe vera zusammennehmen: das Immunsystem, unsere Haut und das Magen-Darm-System, dann haben wir drei lebenswichtige Komplexe, für deren Funktionen diese unscheinbare Pflanze ein unentbehrliches Hilfs- und Heilmittel darstellt. Mit der Anwendung der Aloe vera lassen sich viele Krankheiten verhindern, aber auch zahlreiche Beschwerden lindern und heilen.

In dem folgenden Anwendungsteil gebe ich Ihnen dafür Beispiele. Für den Fall, daß Ihnen die Verwendung fertiger Aloe-Produkte nicht sicher genug erscheint, finden Sie hier noch einige Hinweise, wie Sie den Heilsaft selbst bei sich zu Hause ernten können.

- Kaufen Sie bei Ihrem Gärtner eine Aloe-vera-Pflanze, die mindestens zwei Jahre alt ist. Das ideale Alter beträgt vier Jahre.
- Die Pflanze sollte in Ihrer Wohnung an einem hellen, sonnigen Platz stehen. Die Sommermonate kann sie auch auf dem Balkon verbringen.
- Wenn Sie den Saft der Aloe vera benötigen, trennen Sie mit einem scharfen Messer eines der unteren Blätter ab. Schneiden Sie das Blatt an der Unterseite auf, und pressen Sie den Saft heraus.
- Die beste Aufbewahrungsmöglichkeit für den Saft ist ein dunkles Glas (Braunglas).

- Stellen Sie den nicht benutzten Rest in den Kühlschrank. Der Saft hält sich dort mehrere Wochen.
- Für Umschläge können Sie auch das Fleisch des ganzen Blattes verwenden. Trennen Sie das Fleisch von der harten äußeren Schale, geben es in ein Gefäß und pürieren es.
- Die pürierte Masse läßt sich ebenfalls in einem dunklen Glas im Kühlschrank mehrere Wochen lang aufbewahren.

Wie alle Heilmittel darf auch die Aloe vera nur in den angegebenen kleinen Dosierungen und nicht über längere Zeiträume (über zwei Monate) eingenommen werden, da sonst ihre Heilkraft wirkungslos werden oder sogar ins Gegenteil umschlagen kann.

Dritter Teil

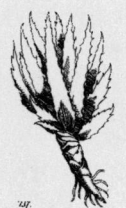

Anwendungsbeispiele

Abszesse

Zum schonenden Öffnen und Entleeren einer Eiterbeule wird etwas Aloe-Saft erwärmt, zu gleichen Teilen mit naturreinem Bienenhonig verrührt und mit einem warmen Umschlag auf die betroffene Stelle gebracht.

Afterentzündung

Durch ungewohnte Aktivitäten wie Reiten oder Radfahren kann es im Umkreis des Afters zu Schwellungen, Rötungen und Brennen der Haut kommen. Falls die betroffenen Stellen nicht versorgt werden, können Ekzeme oder Fisteln entstehen. Waschen Sie die entsprechenden Hautpartien mit einer Lösung von 2 Teelöffel Aloe-Saft auf 1/4 Liter warmem Wasser, und wiederholen Sie die Waschung vor dem Schlafengehen.

Akne

Noch vor wenigen Jahren wurden in Gesundheitslexika zur örtlichen Behandlung von Akne alkoholhaltige Gesichtswasser, schwefelhaltiger Puder oder Antibiotika empfohlen, obwohl der Saft der Aloe in allen Überlieferungen der Naturmedizin seit der Antike als ideales Heilmittel für Hautkrankheiten gilt. Es wird empfohlen, sich täglich vor dem Schlafengehen das Gesicht mit Aloe-Saft einzureiben. Nicht abwaschen, sondern einwirken lassen!

Falls nach einer Woche keine sichtbare Besserung der Haut auftritt, nimmmt man zur Unterstützung jeden Morgen 1 Teelöffel Aloe-Saft ein. Das verhindert die Narbenbildung bei Akne.

Alterserscheinungen

Bei regelmäßiger, geringer Einnahme des reinen Aloe-Saftes (1 Teelöffel jeden Morgen) verbessert sich der Allgemeinzustand gerade des alternden Menschen. Aloe hat eine günstige Wirkung auf das Herz-Kreislauf-System und normalisiert den Stoffwechsel. Die Darmträgheit wird behoben, die Herztätigkeit aktiviert, und die geistige Leistungsfähigkeit bleibt länger erhalten. In vielen Fällen konnten Schlafstörungen behoben werden.

Anämie (Blutarmut)

Es gibt verschiedene Formen der Blutarmut; am häufigsten ist die Eisenmangelanämie aufgrund verminderter Blutbildung: Der Organismus produziert zuwenig rote Blutkörperchen und zuwenig Hämoglobin (Blutfarbstoff) in ihnen. Damit wird die Sauerstoffversorgung des Herzens, aber auch des Gehrins beeinträchtigt. Die Folge sind Erschöpfung, Kopfschmerzen, Herzklopfen, Ohrensausen und Schlafstörungen.

Die Ursachen des Eisenmangels können vielfältig sein: verminderte Eisenzufuhr in der Nahrung bei Diäten, mangelhafte Eisenresorption bei Störung des Magensafthaushalts, Vitamin-C-Mangel bei einseitiger Ernährung, aber auch verstärkte Blutverluste bei Hämorrhoiden oder stärkerer Menstruation.

Da Aloe den Blutbildungsprozeß entscheidend fäördert, wird neben eisenhaltigen Gemüsen die Einnahme von Aloe-Saft zu den Mahlzeiten empfohlen, das heißt 3 x täglich 1 Teelöffel, entweder pur oder in Milch, über einen Zeitraum von 14 Tagen. Danach sollte vom Arzt das Blutbild überprüft werden.

Angina

Die Schluckbeschwerden und Schmerzen bei einer Angina entstehen durch das entzündliche Anschwellen der Mandeln. Dies kann im harmlosen Stadium noch mit Aloe behandelt werden.

Gurgeln Sie mehrfach täglich mit einer Lösung von 4 Teelöffeln Aloe-Saft in einem 1/4 Liter warmem Wasser.

Arteriosklerose

Der Verlust der Elastizität der Arterienwände ist eine Alterserscheinung mit gefährlichen Folgen: Herzinfarkt und Schlaganfall. Die Risikofaktoren sind vor allem erhöhte Blutfettwerte und zu hoher Blutdruck.

Bei einem frühzeitigen Beginn der Anwendung von Aloe kann das Risiko vermindert werden. In der chinesischen Medizin ist Aloe-Saft als eines der wichtigsten Heilmittel der Arteriosklerose seit langer Zeit bekannt. Aloe senkt den Cholesterinspiegel und normalisiert den gesamten Blutdruck. Die Wirkung von Enzymen wird verstärkt.

Empfohlen wird die regelmäßige Einnahme des Aloe-Saftes 1 x morgens über einen Zeitraum von mehreren Monaten.

Arthritis urica(Gicht)

Durch einen Anstieg des Harnsäurespiegels im Blut kommt es zu Ablagerungen von Harnsäuresalzen besonders in Gelenken, oft begünstigt durch einen Mangel an Enzymen. Dies geschieht nicht selten unbeobachtet über Jahre hinweg und ohne Beschwerden. Erst durch eine Infektionskrankheit oder durch Kälte kann ein akuter Gichtanfall von drei bis fünf Tagen ausgelöst werden, der sich in einer schmerzhaften Entzündung eines Gelenks bemerkbar macht. Das Gelenk, meist am großen Zeh, wird dabei stark rot, es schwillt an und ist sehr druckempfindlich.

Es wird empfohlen, sofort Aloe leicht einzumassieren und dies mehrmals täglich zu wiederholen. Zur Vorbeugung genügt die Einnahme von 1 Teelöffel Aloe morgens, aufgelöst in Milch oder Joghurt. Bei akuten Anfällen sollen täglich 2 Teelöffel Saft genommen werden.

Nach Angaben des kalifornischen »Aloe Vera Research Institute« berichten viele Patienten über ein rasches Nachlassen der Schmerzen. In chronischen Fällen stellt sich eine Wirkung erst nach einem oder zwei Monaten ein.

Asthma

Diese Störung des Ausatmens, bei dem mehr Luft in der Lunge zurückbleibt als normal, so daß beim nächsten Atemzug zu wenig frische Luft aufgenommen werden kann, entwickelt sich durch steigende Umweltverschmutzung, aber auch durch vermehrte psychische Belastung des einzelnen langsam zu einer Volkskrankheit.

Da Aloe-Saft die Anpassungs- und Abwehrkräfte des Organismus wesentlich stärkt, empfiehlt sich bei den ersten Anzeichen die Einnahme von 1–3 Teelöffeln Saft täglich.

Augendruck

Die regelmäßige Einnahme von 1 Teelöffel Aloe-Saft morgens normalisiert den erhöhten Druck in der Arterie der Netzhaut. Der Augendruck verschwindet in der Regel nach wenigen Tagen.

Bartflechte

Nicht wenige Männer leiden im Gesicht und am Hals, also im Bartbereich, an kleinen Pusteln, durch die sich die Barthaare hindurchbohren. Die Pusteln platzen dann auf und trocknen mit einer gelblichen Kruste aus. Das Rasieren ist dabei wegen des starken Brennens nahezu unmöglich. Im schlimmsten Fall kommt es bei Nichtbehandlung der Bartflechte zu Narbenbildung im gesamten Bartbereich. Dabei ist eine dauerhafte Heilung ganz einfach:

Massieren Sie beim geringsten Anzeichen einer Pustel Aloe-Saft ein. Beim Befall bereits größerer Hautpartien machen Sie warme, mit Aloe-Saft getränkte Umschläge mehrmals täglich.

Bindehautentzündung

Vor allem durch Zugluft oder den Aufenthalt in staubiger oder verräucherter Luft kann eine Entzündung der Augenbindehaut entstehen. Sie ist meistens harmlos, aber unangenehm: Das Auge brennt und ist vor allem morgens durch einen weißlich-gelblichen Schleim verklebt.

Ein rascher warmer Aloe-Umschlag lindert die Schmerzen und beseitigt die Entzündung.

Sebastian Kneipp hatte in seinem Ratgeber »So sollt ihr leben« zur Vorbeugung solcher Erkrankungen geraten: »Die Augen werden täglich ausgewaschen mit Wasser, in welchem etwas Aloe aufgelöst wird.«

Blähungen

Die verdauungsfördernden Wirkungen der Aloe waren schon Plinius bekannt. Ihr Extrakt ist in vielen Verdauungsschnäpsen und Magenbittern enthalten. Wer auf den Alkohol verzichten möchte oder muß, kann auch ein wenig Aloe-Saft, aufgelöst in warmem Wasser, zu sich nehmen.

Blasenkatarrh

Durch eine Erkältung der Blase können sich Erreger auf der Blasenschleimhaut festsetzen und dort eine Entzündung verursachen. Frauen sind davon häufiger betroffen als Männer, weil die Erreger durch die kürzere Harnröhre wesentlich leichter in die Blase eindringen können. Die Entzündung äußert sich in einem starken Harndrang, kann von akutem Fieber begleitet sein und sollte normalerweise nach spätestens zwei Wochen abklingen.

Neben dem Warmhalten des Unterleibes empfiehlt sich die Einnahme von 1 Teelöffel Aloe-Saft 3 x täglich zu den Mahlzeiten, möglichst aufgelöst in warmem Wasser oder Tee.

Blasensucht

Die eigentliche Ursache dieser Krankheit ist nicht bekannt. Ohne andere Begleiterscheinungen treten plötzlich auf der Haut erbsen- bis kastaniengroße Blasen auf, ganz ähnlich jenen, die man sich bei Tragen zu enger Schuhe holt. Sie schmerzen nicht, hinterlassen aber nach dem Einreißen eine Wunde. Die Krankheit kann in Schüben auftreten und sich über mehrere Wochen erstrecken, bis sie genauso rätselhaft, wie sie gekommen ist, auch wieder verschwindet.

Zur Behandlung der Wunden reiben Sie die Stellen 3 x täglich mit purem Aloe-Saft ein.

Bluthochdruck

Bei regelmäßiger Einnahme von 1-2 Teelöffeln Aloe-Saft morgens, aufgelöst in Joghurt oder Fruchtsaft, normalisiert und stabilisiert sich der Blutdruck.

Blutergüsse

Je nach Festigkeit des Gewebes bilden sich nach Schlägen oder Prellungen grüngelbe bis blaue Flecken unter der Haut, die anzeigen, daß Blut ins Gewebe eingedrungen ist.
Zur Auflösung macht man warme Umschläge mit Aloe-Saft.

Blutreinigung

Die in katholischen Gegenden häufig noch eingehaltene Fastenzeit vor Ostern hat eigentlich keinen religiösen Ursprung, sondern einen prä-naturwissenschaftlich hygienischen Grund: Man glaubte, daß sich im Lauf des Jahres und besonders im Winter viele schädliche Stoffe im Körper ansammeln, die mit Beginn des neuen Vegetationszyklus ausgeschieden werden sollen, damit sich wie die Natur auch der menschliche Organismus erneuern kann. Früher hat man deshalb drastische Hilfsmittel gebraucht: Brech- und Abführkuren, Aderlässe und Blutegel. Die ganze Vorstellung ist zwar naturwissenschaftlich nicht haltbar, dennoch sind Fasten- und Blutreinigungskuren generell sinnvoll, wenn sie schonend durchgeführt werden. Die Aloe ist hierbei ein wichtiges Hilfsmittel.

Vergessen Sie also bei einer Tee- oder Kräutersaftkur nicht die regelmäßige Einnahme von 2 Teelöffel Aloe-Saft 3 x täglich, möglichst gelöst in Saft oder Tee. Der Saft kann auch zusammen mit etwas Honig eingenommen werden.

Blutstillen

Bei kleineren Verletzungen wie Schnitten oder Rissen in der Haut hilft Aloe sofort. Beträufeln Sie die Wunde mit Aloe-Saft, und legen Sie bei Bedarf einen Verband an. Die Wunde schließt sich nach kürzester Zeit, und die Blutung hört auf.

Blutzucker

Die Inselzellen der Bauchspeicheldrüse bilden ein Hormon (Insulin), das den Zuckerstoffwechsel regelt. Normalerweise enthält das Blut 100 Milligrammprozent Zucker; jede Erhöhung deutet auf eine Störung dieses Stoffwechsels. Da durch Aloe die Funktionen der Bauchspeicheldrüse angeregt werden, hat sie auch einen positiven Einfluß auf den Blutzuckerwert, der bei älteren Menschen häufig etwas »über 100« liegt.

Die regelmäßige Einnahme von 1 Teelöffel Aloe morgens und mittags wird empfohlen.

Brustdrüsenentzündung

Während der Stillzeit können Keime (Staphylokokken) durch die kleinen Risse in der Brustwarze in das Drüsengewebe eindringen und dort eine Entzündung hervorrufen, die einen Abszeß zur Folge haben kann. Diese Entzündung ist auf die Brustwarze und die Spitze der Brust beschränkt und äußert sich schnell durch ein Anschwellen der Lymphknoten in der Achselhöhle derselben Seite. Verhindert werden kann diese häufige Entzündung durch die regelmäßige vorbeugende Pflege mit Aloe.

Reiben Sie nach jedem Stillvorgang die Brustwarze mit reinem Aloe-Saft ab und waschen mit warmem Wasser nach.

Cholesterin

Die regelmäßige Einnahme von 1 Teelöffel Aloe-Saft, auch aufgelöst in Saft, Wasser oder Joghurt, möglichst zu den Mahlzeiten
morgens und mittags, senkt dauerhaft den Cholesterinspiegel im
Blut und beugt damit gefährlichen Gefäßerkrankungen vor.

Druckgeschwür

Bei längerer Bettruhe bildet sich am Kreuzbein vor allem bei bewe-
gungsunfähigen Patienten (Schlaganfall) eine wunde Stelle, die
sofort versorgt werden muß, damit es nicht zu einer Blutvergiftung
kommt.
Empfohlen wird die Waschung mit einer Lösung von 4 Teelöffeln
Aloe-Saft in 1/2 Liter warmem Wasser, bei Bedarf 2 x täglich, morgens und abends.

Eiternde Wunden

Früher wurde aus den getrockneten und zerriebenen Blättern der
Aloe ein Sud gekocht, der zum Auswaschen der Wunden und für
Verbände benutzt wurde.
Verfahren Sie genauso mit dem Aloe-Saft, den Sie in etwas war-
mem Wasser auflösen: Spülen Sie die Wunde damit aus, und legen
Sie anschließend einen mit purem Saft getränkten Umschlag an,
den Sie 2 x täglich wechseln. Die Heilung wird durch die antibakte-
rielle Wirkung der Aloe rasch eintreten.

Ekzeme

Ein Ekzem ist nicht ansteckend wie die Flechte, aber ebenso unangenehm. Meist beginnt es mit kleinen roten Punkten auf der Haut,

die zuerst noch vereinzelt, bald aber dicht nebeneinander auftreten. Sie entwickeln sich zu juckenden Bläschen weiter, die beim Aufgehen nässen und Schorf bilden. Da für die Entstehung eines Ekzems häufig eine Störung des Stoffwechsels verantwortlich ist, kann Aloe hier dauerhaft helfen.

Waschen Sie die befallenen Stellen der Haut mit einer Lösung von 4 Teelöffel Aloe-Saft in warmem Wasser morgens und abends. Unterstützen Sie gleichzeitig den Heilungsprozeß durch die Einnahme von 1 Teelöffel Aloe-Saft morgens, aufgelöst in Joghurt oder Milch.

Endokrine Drüsen

Aloe vera hat bei regelmäßiger Einnahme einen stimulierenden Einfluß auf die Funktionen der Bauchspeicheldrüse, der Schilddrüse und der Nebennierenrinde.

Eine akute Entzündung der Bauchspeicheldrüse kann durch Alkoholmißbrauch oder durch zu üppiges Essen verursacht werden. Übelkeit, Brechreiz und heftige Bauchschmerzen am nächsten Tag sind die Folge. Vermeiden Sie Kaffee, Tee, Zigaretten und Alkohol! Nehmen Sie in nüchternem Zustand morgens 2 Teelöffel Aloe-Saft.

Enzyme

Das sind vom Körper selbst erzeugte, auch »Fermente« genannte Katalysatoren, mit denen die chemische Umsetzung und Verwertung der verschiedenen Stoffe im Organismus ermöglicht wird. Ohne sie könnten wir nicht leben, und eine Störung ihrer »Arbeit« im Körper ist das, was man Krankheit nennt.

Da Aloe vera durch ihre chemische Zusammensetzung die Arbeit der Enzyme unterstützt und Enzymdefekte, wie sie zum Beispiel für Stoffwechselstörungen verantwortlich sind, ausgleicht, ist die Einnahme des Saftes eine wesentliche Grundlage zur Gesundung.

Erdbeer-Allergie

Juckende Pusteln und Bläschen vor allem im Gesicht und am Hals sind das unangenehme Merkmal dieser Krankheit.
Machen Sie beim ersten Anzeichen eine Einreibung mit Aloe-Saft, den Sie in gleichen Teilen warmen Wassers auflösen.

Erythrasma

Durch eine bakterielle Infektion auf der Oberfläche der Haut können bei Männern auf den Innenseiten der Oberschenkel größere, deutlich abgegrenzte, rote Flecken entstehen.
Da es sich nur um eine oberflächliche Infektion handelt, ist die Krankheit durch Einreiben mit Aloe-Saft morgens und abends leicht zu heilen.

Falten

Die botanische Bezeichnung der Aloe vera ist, jeweils nach ihrem Katalogisator, Aloe vera Linné oder Aloe Barbadensis Miller, nach dem auch die Aloe ferox benannt ist. Auf einer seiner Forschungsreisen traf Miller in Südafrika auf Eingeborene, die eine besonders glatte und glänzende Haut hatten. Sie verwendeten den Saft der Aloe zum Waschen. Da er adstringierend, also zusammenziehend wirkt, verhindert er auf einfache und natürliche Weise die Faltenbildung.
Nehmen Sie 10 g Aloe-Saft auf 1/2 Liter warmes Wasser und wa-

schen damit Gesicht und Hals einige Minuten lang. Anschließend mit warmem Wasser abspülen. Sie werden sofort merken, wie weich sich Ihre Haut nun anfühlt. Die Waschung kann beliebig oft wiederholt werden.

Faulecken

In den Mundwinkeln besonders von älteren Menschen bilden sich zuweilen gerötete Stellen mit kleinen Rissen und Schorf. Sie entstehen durch Vitamin- oder Eisenmangel und werden durch Bakterien auch übertragen.
Mit Aloe sind sie leicht zu heilen. Betupfen Sie die Stellen mehrfach täglich mit purem Aloe-Saft.

Fermente

Siehe Stichwort »Enzyme«.

Fisteln

Wenn ein tiefer im Gewebe liegender Eiterherd sich einen Weg nach außen durch die Haut bahnt, entsteht eine röhrenartige Verbindung, die man Fistel nennt. Um die Fistel dauerhaft schließen zu können, muß man dafür sorgen, daß der Eiterherd verschwindet, weil er andernfalls diesen einmal durchgebrochenen Weg ständig weiter zum Abfluß benutzt. Die antibakterielle Wirkung der Aloe kann den Eiterherd beseitigen.
Waschen Sie die Austrittsstelle der Fistel mehrfach täglich mit purem Aloe-Saft aus, oder bedecken Sie die Stelle mit einem kleinen, mit Aloe-Saft getränktem Pflaster, das Sie mindestens 2 x täglich erneuern.

Frostbeulen

Besonders an Fingern und Zehen können sich durch extreme Kälteeinwirkung entzündliche Schäden des Gewebes bilden, die man umgangssprachlich als »Frostbeulen« bezeichnet. Sie entstehen durch eine mangelhafte Durchblutung des Gewebes, weil bei Kälte sich die Arterien verengen. Um den Schaden zu beheben, muß man also rasch eine optimale Durchblutung bewirken.

Massieren Sie langsam und vorsichtig puren Aloe-Saft in die Haut der geschädigten Stelle ein. Der Saft wird rasch einziehen, deshalb wiederholen Sie die Massage in kurzen Abständen während einer halben Stunde.

Furunkel

Auch wenn man sie nicht sieht, so sind doch feinste Haare über unseren ganzen Körper verteilt, mit Ausnahme der Fußsohlen und Handflächen. Jedes Haar steckt in seiner eigenen Röhre. Wenn ein Eitererreger in diese Haarröhre gelangt, entsteht eine Entzündung, eine kleine Eiterpustel, die sich rasch auf das benachbarte Gewebe ausdehnen kann. Das nennt man ein »Furunkel«. Es klingt zwar paradox, aber gerade durch häufiges Waschen werden die Abwehrkräfte der Haupt geschwächt, so daß Erreger leichter in die Haarröhren gelangen können. Häufig ist auch eine Stoffwechselstärung schuld, wenn Furunkel immer wieder und mehrfach auftreten (Furunkulose).

Um zu verhindern, daß aus einer kleinen Pustel ein Furunkel wird, das sich vielleicht nicht von allein öffnet und vom Arzt aufgeschnitten werden muß, sollte man die Stelle sofort mit Aloe betupfen.

Bei Anzeichen einer Furunkulose empfiehlt sich zusätzlich die regelmäßige Einnahme von 1 Teelöffel Aloe morgens, bis die Symptome abgeklungen sind.

Fußblasen

Wer kennt das nicht: Man zieht sich extra zu einer Verabredung oder für einen Gang durchs Museum die neuen Schuhe an, und prompt hat man eine Blase am Zeh oder an der Ferse und muß wieder nach Hause. Eigentlich wissen wir ja, daß man mit neuen, nicht eingelaufenen Schuhen keine größeren Wagnisse ein»gehen« soll, aber die Eitelkeit ... Wenn es also doch passiert ist, hilft Ihnen die Aloe, wenigstens am nächsten Tag wieder wie gewohnt »auftreten« zu können.

Nach dem Anstechen der Blase und dem Auslaufen des Wassers sollten Sie die Haut entfernen, die wunde Stelle mit purem Aloe-Saft einreiben und mit einem Pflaster abdecken. So kann sich am schnellsten eine neue Haut bilden.

Fußpilz

Diese Pilzinfektion holt man sich ganz schnell, auch wenn man noch so vorsichtig zu sein glaubt, in Schwimmbädern, Saunen oder Fitneßcentern. Die Infektion ist ärgerlich, aber nicht bedrohlich und kann leicht geheilt werden. Wenn Sie also juckende Bläschen oder schuppende Hautteile bemerken, die meist zwischen den Zehen liegen, wird Ihnen Aloe rasch helfen.

Waschen Sie zunächst die befallene Stelle mit einer Lösung von 4 Teelöffel Aloe-Saft in 1/2 Liter warmen Wasser. Cremen Sie anschließend die Stellen mit purem Aloe-Saft ein.

Gastritis

Völlegefühl trotz Appetit, saures Aufstoßen nach dem Essen und beißende Magenschmerzen sind Anzeichen einer beginnenden Magenschleimhautentzündung, die fast jeder kennt. Es ist eine typische Zivilisationskrankheit, die sich erst mit den modernen Segnungen von Eisbereitern und Mikrowelle epidemisch ausgebreitet hat. Es ist ebenso ungesund, fast noch kochende Speisen zu essen, wie Säfte mit Eiswürfeln aufzufüllen oder Bier im Eisfach zu kühlen. Der Magen hat keine Zeit, sich auf diese ihm fremden Temperaturen einzustellen, zumal zu heißes Essen nicht gekaut, sondern »geschlungen« und zu kalte Getränke nicht Schluck für Schluck genossen, sondern hinuntergestürzt werden. Schlecht, das heißt zu scharf gerösteter Kaffee, hoher Alkohol- und Nikotinkonsum sind ebenfalls Auslöser einer Magenschleimhautentzündung.

Zur akuten Behandlung wird jeweils 1 Teelöffel Aloe-Saft zu den Mahlzeiten, also 3 x täglich empfohlen.

Gerstenkorn

Wenn die Pore einer Talgdrüse am Lidrand verstopft, kann es zu einer eitrigen Entzündung der Talgdrüse kommen, die das ganze Lid anschwellen läßt und äußerst schmerzhaft ist, weil sie auf das Auge drückt. Linderung entsteht nur durch Entleerung des Gerstenkorns vom Eiter.

Legen Sie eine warme, mit Aloe-Saft getränkte Kompresse auf das Lid, und erneuern Sie sie mehrfach stündlich. Das beschleunigt den Prozeß erheblich. Nach der Entleerung können Sie, um die Entzündung zu heilen, eine warme Kompresse mit einer Lösung von 4 Teelöffeln Aloe-Saft in 1/4 Liter Wasser oder Kamillentee auflegen.

Grauer Star

Diese Trübung der Augenlinse ist eine typische Alterserscheinung, bei der das Sehvermögen langsam abnimmt. Sie entsteht vor allem durch ein Ungleichgewicht in der Ernährung. Erste Anzeichen können schon mit dem 40. Lebensjahr auftreten. Da die Aloe die Sehnerven stärkt, sollte mit der Therapie frühzeitig begonnen werden, um eine Herabsetzung der Sehfähigkeit zu verhindern. Zur Vorbeugung genügt die regelmäßige Einnahme von 1 Teelöffel Aloe-Saft pro Tag.

Übrigens hatte der Apostel Thomas, den ich im ersten Teil schon erwähnt habe, seinen Ruf als Wunderheiler nicht zuletzt dadurch gewonnen, daß er in Indien vielen alten Menschen mit dem Aloe-Saft den grauen Star kurierte.

Grüner Star

Trotz des ähnlichen Namens sind grauer und grüner Star zwei Krankheiten mit völlig verschiedenen Ursachen. Der grüne Star (Glaukom) entsteht durch eine dauernde Überhöhung des Binnendrucks im Auge. Ein akuter Glaukomanfall verursacht starke Kopfschmerzen, die oft mit Übelkeit und Erbrechen verbunden sind. Der Patient sieht Regenbogenfarben um Lichter, alle anderen Gegenstände werden wie durch eine Nebelwand wahrgenommen.

Da Aloesaft den Augendruck senkt, empfiehlt sich eine Behandlung mit 1–3 Teelöffeln täglich über einen Zeitraum von bis zu 2 Monaten. Kein Nikotin, Alkohol oder Koffein!

Da der grüne Star mit anderen Augenkrankheiten ursächlich zusammenhängen kann, ist es wichtig, einen Arzt zu Rate zu ziehen.

Gürtelrose

Diese sehr schmerzhafte Art der Herpes ist ebenso häufig wie dem Patienten unerklärlich. Sie tritt nämlich immer nur auf einer Seite des Körpers auf und auch dort nur in einer schmalen »Gürtel"-Linie: Auf der Stirn, am Ohr, an der Brust und am Bauch – genau da verlaufen nämlich die Rückenmarksnerven, die dann auch extrem schmerzen. Im Hautbereich eines dieser Nerven bilden sich die typischen Herpeszeichen: Bläschen auf geröteter Haut. Die Nervenempfindlichkeit kann länger andauern, die äußeren Beschwerden sind mit Aloe dauerhaft zu heilen.

Tragen Sie beim ersten Anzeichen einer beginnenden Gürtelrose puren Aloe-Saft auf die geröteten Stellen auf.

Haarausfall

Ein Männerproblem – wir Frauen sind da, zugegeben unverdientermaßen, besser dran, denn der Haarausfall, der die normale Neubildung übersteigt, wird immer nur von männlichen Vorfahren auf männliche Nachkommen vererbt. Seit der Geschichte von Samson und Delila wissen wir selbstverständlich, welche Wichtigkeit dem männlichen Kopfhaar zukommt. Daß eine Glatze, wenn sie mit entsprechendem Selbstbewußtsein getragen wird, auch ihren Reiz haben kann, hat sich glücklicherweise inzwischen ebenfalls herumgesprochen.

Die Kosmetikindustrie setzt dagegen aus einleuchtenden Gründen immer noch auf die männlichen Ängste und offeriert Produkte, deren Unwirksamkeit in objektiven Tests regelmäßig bestätigt wird. Andererseits gibt es von Plinius bis zu den Ureinwohnern der Inseln von Hawai übereinstimmende Berichte, daß das regelmäßige Einreiben der Kopfhaut mit dem Saft der Aloe den Haarausfall stoppt. Aloe vera hat dafür den idealen neutralen pH-Wert 6; in einer alkoholischen Läsung baut es den Fettgehalt der Kopfhaut etwas ab und kann gleichzeitig am besten durch die Poren eindringen.

Haarspaltung

Kranke Kopfbehaarung ist ein sicheres Signal für einen kranken Organismus, der dem Haar nicht mehr die nötige Nahrung zukommen lassen kann. Es verliert seinen Glanz und spaltet sich an den Spitzen. Dies kann auch verursacht werden durch den ständigen Gebrauch von Medikamenten, durch zu langen Aufenthalt in der Sonne, durch zu aggressive Haarfärbemittel oder durch häufige Dauerwellen.
Zur Regeneration empfiehlt es sich, 2–3 x wöchentlich Aloe-Saft in die Kopfhaut einzumassieren, um das biologische Gleichgewicht wiederherzustellen. Das Haar erholt sich innerhalb weniger Wochen.

Hämorrhoiden

Unter der Schleimhaut des Schließmuskels liegen die Venen, die das Blut aus diesem Bereich in das Körperinnere zurückführen. Bei einer Störung dieses Blutabflusses erfolgt ein Stau, und die Venen erweitern sich zu Wülsten oder Knoten. Die häufigsten Ursachen sind Verstopfung, Bewegungsmangel und Entzündungen; die Folge ist ein extrem lästiges Jucken. Wenn eine erweiterte Vene platzt, können durch die winzigen Risse Blutverluste entstehen, die das Bild einer Blutarmut ergeben, die vom Organismus nicht selbsttätig ausgeglichen werden kann.

Zur ersten Behandlung der Hämorrhoiden muß man für regelmäßigen und leichten Stuhlgang sorgen, um Risse in den Hämorrhoidalknoten zu verhindern. Dafür ist die Behandlung mit Aloe geradezu ideal: 2 Teelöffel morgens regeln die Verdauung in optimaler Weise. Zur Behandlung der Haupt empfehlen sich Einreibungen mit Aloe, damit sich die Risse rasch schließen.

Hautgrieß

Wenn die Talgdrüsen der Gesichtshaut nicht mehr ganz geöffnet sind, können sich kleine Mengen Talg ansammeln und dann grießkörnchengroße, weiße Erhebungen bilden.

Solange der Talg noch nicht eingetrocknet ist, sollten Sie durch eine Mandelkleie-Massage versuchen, die Drüsenporen wieder zu öffnen. Anschließend cremen Sie die Stellen mit purem Aloe-Saft ein, den Sie zehn Minuten lang einziehen lassen. Die Aloe regt die Drüsenfunktion an, so daß der Talg normal austreten kann.

Hautpflege

Mehrfach habe ich bereits erwähnt, wie ideal Aloe vera für alle Probleme der Haut ist. Man kann aber mit ihr nicht nur fast alle Störungen und Krankheiten behandeln, sondern sollte generell ihre positive Wirkung zur täglichen Hautpflege nutzen. Sie reinigt, erfrischt und regeneriert die Haut, versorgt sie mit Vitaminen und fördert ihre Durchblutung.

Sie können ganz leicht durch Hinzufügen und Mischen mit anderen Kräuteressenzen verschiedene Hautbalsame selbst herstellen. Auch als pflegender Badezusatz ist Aloe hervorragend geeignet: Sie macht Ihre Haut zart und geschmeidig.

Herpes

Durch Magen-Darm-Störungen, fieberhafte Infekte oder bei Menstruationsbeschwerden können an Mund und Nase Gruppen von kleinen Bläschen entstehen, die nicht nur stark jucken, sondern auch häßlich aussehen. Im schlimmsten Fall kommt es zu eitrigen Entzündungen mit anschließender Narbenbildung. Durch die antibakterielle und zusammenziehende Wirkung hilft Aloe meist sofort. Tragen Sie auf die befallenen Stellen mehrfach täglich reine Aloe auf.

Herzrhythmusstörungen

Vor allem ältere Menschen leiden gelegentlich oder chronisch an einer Störung des Herzrhythmus: Das Herz schlägt spürbar unregelmäßig; entweder setzt es einen Schlag lang aus oder es schlägt in zu rascher Folge mehrmals nacheinander. Als Folge kann eine unwillkürliche Angst vor einem Stillstand des Herzens entstehen, die gerade solche Unregelmäßigkeiten noch weiter begünstigt. Nachweislich wird durch regelmäßige Einnahme von Aloe der Herzrhythmus normalisiert.
Nehmen Sie 3 x täglich einen Teelöffel reine Aloe.

Hornhautentzündung des Auges

Nach Sitzungen vor der Höhensonne oder Besuchen im Solarium treten bei ungenügendem Schutz der Augen häufig Hornhautentzündungen auf: Das Auge tränt und ist ungewohnt lichtempfindlich.

Zur Abheilung wird die Einnahme von 1-2 Teelöffeln Aloe in Karottensaft, möglichst morgens, empfohlen, verbunden mit Augenbädern aus in warmem Wasser gelöstem Aloe-Saft.

Insektenstiche

Den von den Weißen verfolgten Indianern Nordamerikas, die sich häufig in Sumpfgebieten versteckten, soll es jahrelang gelungen sein, ihren Verfolgern das Geheimnis vorzuenthalten, warum sie nicht wie diese von den Moskitos angefallen und zerstochen wurden. Ganz einfach: Sie rieben ihre Körper mit Aloe-Saft ein, und der Geruch hielt die Mücken ab.

Aber auch wenn Sie bereits gestochen worden sind, leistet die Aloe durch ihre antibakterielle Wirkung gute Dienste: Der Stich heilt rascher ab, und die Stelle kann sich nicht entzünden. Tragen Sie deshalb auf den Stich sofort etwas Aloe auf.

Ischias

Die äußerst unangenehme, weil schmerzhafte Erkrankung des Ischiasnervs wird häufig durch einen Zufall, wie durch zu schweres Heben, ausgelöst. Oft spricht man dann von dem plötzlich auftretenden stechenden Schmerz als einem »Hexenschuß«. Tatsächlich ist aber das zufällige Heben nicht die Ursache, sondern nur der Auslöser der neuralgischen Krankheit.

Wenn kein Bandscheibenschaden zugrunde liegt, kann sie häufig durch eine Stoffwechselstörung bedingt sein, die durch Vitaminmangel entsteht. Empfohlen wird die Einnahme von 2 Teelöffeln Aloe 3 x täglich; nach dem 4. Tag auf 1 Teelöffel reduzieren.

Knötchenflechte

Bei dieser Krankheit treten an der Innenseite der Unterarme und der Unterschenkel kleine, bläulich rote Knötchen auf, die meistens Gruppen bilden und stark jucken. Organische Ursachen scheint die Knötchenflechte nicht zu haben. Sie zeigt sich überwiegend bei Personen, die unter Streß stehen, und verschwindet normalerweise wieder, wenn die Streßfaktoren beseitigt sind.

Zur Behandlung des unangenehmen Juckreizes genügt es, die betroffenen Stellen mehrfach täglich mit Aloe-Saft abzureiben.

Kontaktekzeme

Unter einem Ring oder einer Armbanduhr können als toxische Reaktion kleine Ekzeme auftreten, die meist als Rötungen mit kleinen Bläschen zu erkennen sind. Sie sind durch Einreiben mit purer Aloe leicht zu heilen.

Wenn solche Kontaktekzeme nicht rechtzeitig behandelt werden, können sie auf andere Hautpartien übergreifen, zerstören dort den natürlichen Säureschutzmantel der Haut, zum Beispiel zwischen den Fingern, und bereiten den idealen Nährboden für die Keime von Pilzen.

In diesem Fall unterstützen Sie den Heilungsprozeß neben dem regelmäßigen Einreiben mit purer Aloe durch die Einnahme von 1 Teelöffel Aloe-Saft 3 x täglich.

Krampfadern

Das sind erweiterte Blutadern meist von den Kniekehlen abwärts, in denen sich das Blut staut. Dadurch wird die Zufuhr von frischem Blut erschwert, was eine Unterversorgung der Haut zur Folge hat, die sich verdünnt und oft bräunlich verfärbt. Machen Sie bei den ersten Anzeichen von Krampfadern Umschläge mit Aloe-Saft. Dadurch wird nicht nur die Versorgung der Haut verbessert und die Durchblutung gefördert, sondern die Aloe beugt auch der Knötchenbildung vor, die zu Krampfadergeschwüren führen kann.

Magenbeschwerden

Seit der Antike ist Aloe als Mittel gegen Magenbeschwerden bekannt, weil es »den Magen stärkt und ihn nicht durch die entgegengesetzte Wirkung angreift«.
Nehmen Sie nach dem Essen 2 Teelöffel Aloe-Saft, am besten aufgelöst in einem Getränk.

Magensäuremangel

Häufig wird das für diese Krankheit typische Drücken in der linken Magengegend mit Herzbeschwerden verwechselt, doch im Zusammenhang mit Aufstoßen und Sodbrennen deutet es auf eine Störung der Magensäure hin: Das Magen-Darm-System verfügt über zuwenig Säure, um die aufgenommenen Nahrungsstoffe in der normalen Zeit aufspalten und zersetzen zu können. Patienten, deren Magensäuremangel nicht ausgeglichen wird, neigen in der Folge zu Magenkrebs.
Da die Aloe vera als natürliches Verdauungsferment wirkt, empfiehlt sich die Einnahme von 1 Teelöffel Aloe-Saft 3 x täglich nach

den Mahlzeiten. Im Zweifelsfall sollte der Säurespiegel durch den Arzt kontrolliert werden.

Menstruationsbeschwerden

Die Einnahme von 2-3 Teelöffeln Aloe-Saft pur fördert das Eintreten einer verzögerten monatlichen Regelblutung. Bereits in der indischen Ayurveda-Heilkunde wird Aloe als Mittel gegen Menstruationsbeschwerden genannt. Siehe auch Stichwort »Schwangerschaft«.

Mundgeruch

Häufig entsteht Mundgeruch durch eitrige Entzündungen im Zahnfleisch, die auf die gegenüberliegende Wangenschleimhaut übergreifen. Der Arzt spricht dann von »Mundfäule«. Ausgelöst wird sie durch eine Empfindlichkeit gegen bestimmte Nahrungsmittel wie Tomaten oder Schweinefleisch.
Spülen Sie mehrfach täglich mit einer Lösung von 4 Teelöffeln Aloe-Saft in 1/4 Liter Wasser.

Mundhöhlenkatarrh

Diese Krankheit tritt meist als Nebenwirkung bzw. Folgeerscheinung einer Störung der Mundschleimhaut auf. Man erkennt sie an Schmerzen und Schwellungen im Mund, die Schluckbeschwerden verursachen. Die Zunge ist belegt, zuweilen wird die Stimme merklich rauher.
Um alle bakteriellen Erreger aus der Mundhöhle zu vertreiben, genügt häufiges Spülen und Gurgeln mit Aloe-Saft: 3 Teelöffel in einem Glas warmem Wasser, mehrfach täglich, am besten nach

den Mahlzeiten. Nach wenigen Tagen sollten die Beschwerden abgeklungen sein.

Nachtblindheit

Diese Anpassungstörung der Augen an hereinbrechende Dunkelheit entsteht vor allem durch einen Mangel an Vitamin A: Meist wird bei Magen-Darm-Störungen zuwenig Vitamin A aus der Nahrung absorbiert, so daß der Aufbau des Sehpurpurs gehemmt wird. Falls die Krankheit nicht behandelt wird, stellt sich eine totale Unfähigkeit ein, nachts, selbst bei Vollmond oder bei voller Straßenbeleuchtung, etwas zu erkennen.

Bei den geringsten Anzeichen einer solchen Anpassungsschwierigkeit muß Vitamin A zugeführt werden. Es empfiehlt sich also: 3 x täglich 1 Teelöffel Aloe-Saft.

Nagelbettentzündung

Tragen Sie auf die entzündete Stelle mehrmals täglich Aloe auf, und schützen Sie den Zeh oder Finger durch einen kleinen Verband. Auch bereits eitrige Entzündungen gehen dadurch rasch zurück.

Nasenentzündung

Vor allem in geheizten und zu trockenen Räumen kann es bei Erkältungen zu einem Festsetzen des Schleims an den Nasenwänden und damit zu Entzündungen kommen. Auch das Putzen mit zu rauhen Taschentüchern verursacht häufig Reizungen im Bereich der Nasenlöcher, bei denen durch Bakterien die Gefahr einer Entzündung besteht.

Reiben Sie die wunden Stellen mehrmals täglich mit Aloe-Saft ein.

Nesselsucht

Wenn man zufällig eine Brennessel streift oder beim Baden im Meer eine Qualle berührt, kommt es auf der Haut zu einer toxischen Reaktion: Es bilden sich kleine Quaddeln, die stark jucken, aber meist nach einigen Stunden wieder verschwinden.

Durch Einreiben der betroffenen Stellen mit Aloe beschleunigen Sie den Rückgang der Quaddeln. Sollten diese Hautveränderungen aber auch auftreten, wenn Sie überhaupt nicht mit Nesseln oder Quallen in Berührung gekommen sind, liegt höchstwahrscheinlich eine Nesselsucht vor, die meist auf einer Stärung des Magen-Darm-Systems beruht. In diesem Fall hält die Nesselsucht länger an. Die Quaddeln sind zwar nicht immer zu sehen, treten aber nach einigen Tagen wieder in Erscheinung.

Zur Heilung empfiehlt sich neben dem regelmäßigen Einreiben die Einnahme von 1 Teelöffel Aloe-Saft 3 x täglich zu den Mahlzeiten.

Neurodermitis

Wenn sich in den Armbeugen, den Kniekehlen, am Hals und Rücken rote, juckende und schuppende Ekzeme bilden, ist dies eine allergische Reaktion der Haut. Die Neurodermitis ist ebenso wie Asthma und Heuschnupfen geradezu epidemisch bei uns verbreitet und eine regelrechte Volkskrankheit. Bisher gibt es dagegen noch kein wirksames Anti-Allergen.

Zur Behandlung der äußerlichen Symptome reiben Sie die befallenen Hautpartien mehrmals am Tag mit Aloe ein.

Nierenfunktionsstärkung

Nachweislich hat Aloe einen positiven Einfluß auf die Nierenfunktion: Sie stimuliert nicht nur den Blutkreislauf in den Nieren selbst, sondern aktiviert auch deren Ausscheidungsfunktion. »Wesentlich ist bei der Therapie mit Aloe der günstige Einfluß der Wirkstoffe auf das Nierenkapselgewebe« (Wolfgang Wirth).

Nehmen Sie regelmäßig morgens 1 Teelöffel Aloe-Saft.

Ohrfluß

Bei Ekzemen im Gehörgang kommt es nach deren Aufbrechen zum Austritt der eitrigen Flüssigkeit aus dem Ohr.

Zur Säuberung und raschen Heilung ist wegen der antibiotischen Wirkung die Spülung des Gehörgangs mit 3 Teelöffel Aloe-Saft, gelöst in einer Tasse warmem Wasser, angebracht.

Ohrfurunkel

Plötzliche Schmerzen und ein taubes Ohr, verbunden mit dem Gefühl eines Fremdkörpers im Ohr, deuten meist auf eine eitrige Infektion hin, die viele Ursachen haben kann. Als Erste Hilfe empfiehlt sich die Behandlung mit Aloe; falls sie keinen Erfolg zeigt, muß der Arzt zu Rate gezogen werden.

Spülen Sie das Ohr mit purem Aloe-Saft 3 x täglich.

Pilzerkrankungen auf der Haut

Besonders in den Sommermonaten oder beim Urlaub in feuchtem und warmem Klima kommt es häufig zu oberflächlichen Pilzinfektionen, die nicht allein die Haut, sondern auch Haar und Nägel betreffen können. Besondere Verbreitung findet immer noch der Fußpilz, weil durch Barfußlaufen die Ansteckungsmöglichkeiten besonders groß sind.

Der Pilzbefall ist sofort zu erkennen, weil die Krankheitsherde meist gerötet und von der Umgebungshaut abgegrenzt sind und jucken. Durch unwillkürliches Kratzen kann es zu Hauteiterungen mit Schorfbildung kommen.

Die antibakterielle Wirkung der Aloe läßt die Erkrankung rasch abheilen. Reiben Sie die befallenen Stellen mehrfach täglich mit Aloe-Saft ein. (Siehe auch unter »Fußpilz«.)

Rosazea (Kupferfinne)

Bedenkenlos hatten manche Ärzte früher zum Cortison gegriffen, um dieses manchmal sehr langwierige Hautleiden an der Oberfläche zu bekämpfen. Da es sich bei dem Auslöser der Hautrötung um einen Drüsenfunktionsdefekt oder eine Störung des Magen-Darm-Systems handelt, ist eine konsequente Behandlung mit Aloe der chemischen Keule vorzuziehen.

Nehmen Sie täglich 3 x 1 Teelöffel Aloe-Saft zu den Mahlzeiten über einen Zeitraum von 2 Monaten. Die Hautrötung sollte sich nach der 6. Woche merklich zurückbilden.

Schälblasen

Auf der sehr empfindlichen Haut von Kleinkindern in den ersten Monaten können sich leicht Bakterien ansiedeln, die erbsengroße, mit einer milchigen Flüssigkeit gefüllte Blasen verursachen. Die Bläschen platzen zwar bald auf, ihr flüssiger Inhalt trägt jedoch Eitererreger in sich, die dann die umliegenden Hautpartien infizieren können.

Betupfen Sie die einzelnen Bläschen mehrfach täglich mit purer Aloe. Dank der antibakteriellen Wirkung heilen die Bläschen normalerweise schnell ab.

Schnittwunden
Siehe unter »Verletzungen«.

Schürfwunden
Siehe unter »Verletzungen«.

Schuppenflechte
Neben zahlreichen anderen, nicht zuletzt psychischen Ursachen, kann die Schuppenflechte auch häufig auf Stoffwechselstörungen zurückgeführt werden. In diesen Fällen ist eine Behandlung mit Aloe meist erfolgreich. Sie kann jedoch langwierig sein, und es ist auch möglich, daß sich die Symptome innerhalb der ersten 14 Tage der Behandlung eher verstärken, bevor sie langsam abklingen. Tragen Sie mehrmals täglich unverdünnten Aloe-Saft auf die erkrankten Stellen auf, und zwar mindestens kontinuierlich 4 Wochen lang.

Schwangerschaft
»Während der Schwangerschaft sollte Aloe gemieden werden, da es die Kontraktion der Gebärmutter anregt« (David Hoffmann). In früheren Zeiten war Aloe das einfachste Hausmittel, um einen Abortus herbeizuführen.

Schweißdrüsenabszeß

Durch ungeeignete Kleidung (Kunstfaser!) oder durch mangelhafte Hygiene können in der Achselhöhle Eiterknoten entstehen, die sehr schmerzhaft sind. Damit sich nicht durch ein Übergreifen der Entzündung mehrere Abszesse nebeneinander bilden, die sich dann zu einem wulstförmigen Gebilde vereinigen, das nur durch einen chirurgischen Eingriff beseitigt werden kann, muß die Entzündung noch im Anfangsstadium behandelt werden.

Legen Sie eine kleine, mit purem Aloe-Saft befeuchtete Kompresse an, und erneuern Sie diese mindestens 3 x am Tag. Durch die antibakterielle Wirkung der Aloe wird sich der Abszeß zurückbilden.

Verfahren Sie genauso, wenn der Abszeß schon »reif« war und der Eiter durchgebrochen ist: Eine Aloe-Kompresse oder ein kleiner Verband läßt die Entzündung rasch und dauerhaft ausheilen.

Seborrhoisches Ekzem

Dieses Ekzem tritt hauptsächlich dort auf, wo sich die meisten Talgdrüsen befinden (Seborrhoe = Talgfluß), also meist am Kopf, Brust und Rücken. Es entsteht dabei ein geröteter, juckender Fleck, der gelbliche Schuppen bildet. Auch auffällig vermehrte Kopfschuppen gehören zu dieser Krankheit, deren Verursacher wahrscheinlich ein Hefepilz ist.

Waschen Sie die befallenen Stellen mit einer Lösung von 3 Teelöffeln Aloe in warmem Wasser oder Kamille. Durch die antibiotische Wirkung wird die Heilung rasch erfolgen.

Sonnenbrand

Gibt es ihn überhaupt noch? Wir sind doch, bitteschön, aufgeklärt über die Gefahren, und heute noch einen Sonnenbrand zu bekommen, ist – verzeihen Sie das harte Wort – ein Zeichen von Dummheit. Seit Jahren predigen wir, daß jeder Sonnenbrand die tödliche Gefahr von Hautkrebs erhöht. Aber leider gibt es Sonnenbrände immer noch, jedes Jahr, an jeder südlichen Küste. Und die Zahl der Hautkrebserkrankungen steigt immer noch dramatisch an. Deshalb: Gehen Sie niemals ohne Sonnenschutzmittel an einen Strand! Gewöhnen Sie sich langsam an die Sonneneinstrahlung!

Denken Sie bitte daran: Jede Urlaubsbräune ist eigentlich ein Krankheitsbild, nämlich eine tiefgehende Verbrennung Ihrer Haut! Und sie hat später schlimme Folgen: Die Haut altert rascher, Sie bekommen Falten!

Aus meiner Praxis weiß ich allerdings, daß besonders bei jungen Leuten gute Ratschläge für die ferne Zukunft wenig nutzen. Also: Im akuten Fall reiben Sie die geröteten Stellen sofort mit Aloe ein. Und meiden Sie in den nächsten Tagen die direkte Sonneneinstrahlung!

Stirnhöhlenbeschwerden

Es gibt in der Ayurveda-Medizin mehrere Rezepte, die Aloe zur Behandlung von Beschwerden der Stirn- und Kieferhöhle heranziehen. Es ist bisher wissenschaftlich ungeklärt, warum hier die äußerliche Anwendung hilft, aber sie hilft in vielen Fällen tatsächlich.

Tragen Sie pure Aloe vera auf die Stirn- und Nasenpartie auf, und lassen Sie die Feuchtigkeit in ruhendem Zustand, am besten liegend, ca. 30 Minuten lang einwirken. Wiederholen Sie die Einreibung vor dem Schlafengehen.

Strahlenpilzerkrankung

Vor allem kleine Kinder nehmen gerne Gräser in den Mund. Das kann leider sehr gefährlich sein, denn auf Grashalmen und an Ähren sitzt häufig der Strahlenpilz, der trotz seines Namens nicht eigentlich ein Pilz ist, sondern zur Familie der Fadenbakterien gehört. Findet er im Mund eine kleine Schleimhautverletzung, setzt er sich fest, und es kommt zu einer eitrigen Entzündung. Es kann auch sein, daß beim Kauen auf einem Grashalm der Strahlenpilz in ein Zahnloch, an eine kleine kariöse Stelle oder in eine Wunde des Zahnfleischs gelangt und auf diese Weise eine schwere und langwierige Infektion des Kiefers verursacht.

Nur im Frühstadium einer Schleimhautentzündung ist noch eine Behandlung mit Aloe vera angebracht und sinnvoll. Empfohlen wird eine Mundspülung mit 3 Teelöffel Aloe auf 1 Tasse warmem Wasser mehrmals täglich.

Falls die Entzündung der Mundschleimhaut nicht bald zurückgeht, muß der Arzt konsultiert werden.

Stuhlverstopfung

Jeder hat schon einmal an einer Verstopfung gelitten; sie ist fast eine moderne Zivilisationskrankheit. Die Ursachen können vielfältig sein: Eine sitzende Tätigkeit, seelische Verkrampfungen oder Trauer. Meist jedoch beruht die akute Verstopfung auf einer falschen Ernährung oder auf einem Ungleichgewicht jener Enzyme, die für den Abbau der Nahrungsstoffe zuständig sind.

Leider greifen die meisten Menschen bei einer Verstopfung völlig unüberlegt zu irgendeinem Abführmittel, das genau das falsche sein kann. Wenn nämlich die Verstopfung durch eine Verkrampfung der Darmmuskulatur verursacht wird, und man nimmt ein Mittel, das eine stärkere Bewegung der Muskulatur bewirkt, verschlimmert man die Verstopfung noch, weil ja gerade die zu starke Bewegung zur Verkrampfung geführt hatte.

Die harmloseren Abführmittel wirken überhaupt nicht auf die Darmmuskulatur, sondern dienen einfach dazu, die Verdickung des Darminhalts zu verhindern. Da er wasserhaltiger als normal bleibt, also dünner ist, kann er leichter den Darm verlassen. Wenn solche Abführmittel regelmäßig über einen längeren Zeitraum eingenommen werden, führen sie zu einer Trägheit der Darmmuskulatur, die ohne solche Mittel schließlich überhaupt nicht mehr arbeiten kann – und damit zu einer Abhängigkeit. Wird das Mittel dann plötzlich abgesetzt, entsteht eine schlimmere Verstopfung als zuvor.

Die seit der Antike zur Regulierung der Verdauung empfohlene Aloe vera arbeitet nach anderen Prinzipien: Sie aktiviert und unterstützt die Enzyme, die die Nahrungsstoffe in ihre verdaulichen Bestandteile zerlegen. Das ist wesentlich gesünder und führt natürlich auch nicht zur einer Abhängigkeit. Es ist empfehlenswert, 3 x täglich 1 Teelöffel Aloe-Saft zu den Mahlzeiten einzunehmen. Zur Beseitigung einer akuten Verstopfung nehmen Sie abends 3 Teelöffel Aloe vor dem Schlafengehen.

Umlauf (Fingerwurm)

Beim Maniküren oder bei der Fußpflege kann es leicht zu einer kleinen Verletzung des Nagelfalzes kommen, in die dann Bakterien eindringen können. Die Folge ist eine Entzündung, die rasch das ganze den Nagel umgebende Hautgewebe befällt. Da der Schmerz nagt und pocht wie ein Wurm, der sich um den Nagel in die Haut gefressen hat, heißt diese häufige Entzündung populär auch »Fingerwurm".

Zum Abtöten der Eiterbakterien baden Sie den entzündeten Finger 3 x täglich in erwärmtem, aber nicht heißem Aloe-Saft.

Vegetative Dystonie

Obwohl viele Ärzte ihre Patienten mit einem derartigen »Befund« nach Hause schicken, gibt es diese Krankheit als solche nicht. Es ist vielmehr eine Fehlleistung des vegetativen Nervensystems, die zu Regelstörungen ganz verschiedener Organe führen kann. Am häufigsten betroffen sind der Kreislauf und die Magen-Darm-Funktion. Vermutlich werden diese Störungen, unter denen Frauen, vor allem Frauen in den Wechseljahren, doppelt so häufig leiden wie Männer, durch Unregelmäßigkeiten im Hormonhaushalt und im Stoffwechsel ausgelöst. Die Beschwerden können dabei sehr vielfältig und variabel sein: Sie reichen von unerklärlichen Kopfschmerzen über Herzenge und Magendruck bis zur allgemeinen Anfälligkeit für jede Art von Beschwerden.

Generell kann man sagen, daß die regelmäßige Einnahme von 1 Teelöffel Aloe-Saft 3 x täglich die Disposition zur vegetativen Dystonie deutlich verringert.

Verbrennungen

In den Hausbüchern unserer Urgroßmütter wird die Aloe vera gerne als »Erste-Hilfe-Pflanze« bezeichnet. Man empfahl, sie ans

Küchenfenster zu stellen, damit sie bei Unfällen für die Hausfrau oder die Köchin sofort erreichbar war. Das hatte seinen guten Grund: Die häufigsten Verletzungen in der Küche waren damals sicher Brandwunden durch das Hantieren am Kohleherd und auf der oft glühenden Herdplatte. Tatsächlich ist die Aloe dafür die ideale Heilpflanze. Ihr Saft, aufgetragen auf die verbrannte Stelle, lindert sofort die Schmerzen, wirkt antibakteriell und regt die Neubildung der Haut an.

Legen Sie ein steriles Tuch, getränkt mit reiner Aloe, auf die verbrannte Stelle und wechseln es mehrfach am Tag. Für die Nacht kann ein leichter, nicht drückender Verband angelegt werden.

Verletzungen

Für Schnitt- und Schürfverletzungen gilt, was ich bereits unter dem Stichwort »Verbrennungen« erklärt habe: Auch hierbei ist die Aloe die klassische »Erste-Hilfe-Pflanze«. Früher schnitt man bei einer Wunde ein unteres Aloeblatt ab und legte es aufgeschnitten auf die Verletzung, damit der Saft sofort wirken konnte. Daran hat sich im Prinzip nichts geändert, nur daß Sie heute die Pflanze selbst nicht mehr benötigen.

Tragen Sie also sofort Aloe-Saft auf die Wunde auf, und die Schnittwunde wird sich gleich schließen. Bei Abschürfungen hilft die Aloe zur raschen Erneuerung der verletzten Haut.

Wundrose

Durch kleine, oft nicht wahrnehmbare Risse in der Haut oder durch Pilzbefall können Bakterien in das Gewebe eindringen und eine Wundrose auslösen. Dabei rötet sich die Haut an der betroffenen

Stelle, fühlt sich heiß an und ist stark geschwollen. Oft kommt es zu spontanem Fieber mit Schüttelfrost.

Reiben Sie die Stelle mehrfach täglich mit purer Aloe ein. Durch die antibiotische Wirkung werden die Bakterien im Gewebe abgetötet.

Zahnfleischbluten

Vermischen Sie 3 Teelöffel Aloe-Saft mit 100 Gramm 70prozentigem Alkohol. Geben Sie davon 20 Tropfen in etwas Wasser, und spülen Sie damit. Diese antiseptisch wirkende Tinktur wird das Zahnfleischbluten beseitigen.

Zahnschmerzen

Scheinbar grundlos an einem gesunden, nicht kariösen Zahn auftretende, anfallartige Schmerzen können durch mangelnde Durchblutung ausgelöst werden. Von blutdrucksenkenden Schmerzmitteln ist daher abzuraten, denn sie verstärken nur die Beschwerden. Pinseln Sie das Zahnfleisch an der schmerzenden Stelle mit Aloe-Saft mehrmals täglich ein. Lassen Sie sich aber auch durch eine Kontrolluntersuchung bestätigen, daß der Zahn nicht etwa von Karies befallen ist.

Zehrrose

Typisch für diese Krankheit, die auch Lupus erythematodes genannt wird, sind die symmetrisch beiderseits neben der Nase auftretende Hautrötungen, die zusammen mit einem roten Fleck auf der Nasenwurzel das Bild eines Schmetterlings ergeben. Eine organische Ursache der Krankheit ist nicht eindeutig erwiesen, vermutlich handelt es sich um eine psychosomatische Erscheinung.

Zur Behandlung der äußeren Symptome empfiehlt es sich, die betroffenen Hautstellen mehrfach täglich mit Aloe-Saft einzureiben, da die Zehrrose offenbar auf das in der Aloe enthaltene Vitamin A anspricht.

Zwölffingerdarmgeschwür

Der charakteristische Unterschied zwischen einem Magen- und einem Zwölffingerdarmgeschwür besteht im »Hungerschmerz«: Nach mehreren Stunden ohne Nahrung beginnt der entwündete Zwölffingerdarm zu schmerzen, während bei einem Magengeschwür die Schmerzen meist unmittelbar nach Essen auftreten.

Nehmen sie 3 x täglich 1 Teelöffel Aloe-Saft nach den Mahlzeiten, am besten gelöst in etwas Milch. Die Behandlungsdauer beträgt mindestens 3 Wochen.

Anhang

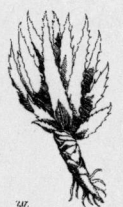

Aloe vera und Herzinfarkt

Jahrzehntelang waren sich alle Ärzte einig, daß eine Häufung bestimmter Risikofaktoren den Herzinfarkt nahezu zwangsläufig zur Folge hat. Als Risikofaktoren wurden vor allem genannt: hoher Blutdruck, Übergwicht, ein zu hoher Cholesterinspiegel, Diabetes, Nikotin, Alkohol, Koffein und Bewegungsmangel. Vor allem Patienten, die bereits einen ersten Herzinfarkt hinter sich hatten, wurden (und werden noch) in Rehabilitationszentren darauf vorbereitet, ihr Leben weitgehend zu ändern, um der Gefahr eines zweiten und dann vielleicht tödlichen Infarkts zu entgehen. Zu den Umstellungsmaßnahmen gehören das strikte Verbot von Nikotin und hochprozentigen Alkohol, der weitgehende Verzicht auf tierische Fette, der konsequente Abbau des Übergewichts und die regelmäßige Bewegung durch Gymnastik und Spziergänge in frischer Luft.

Dies alles ist durchaus sinnvoll und steigert die Leistungsfähigkeit des Körpers im allgemeinen. Es könnte jedoch sein, daß alle diese Maßnahmen mit der speziellen Vorbeugung eines Herzinfarkts überhaupt nichts zu tun haben. Wenn sich nämlich die neuesten Forschungsergebnisse bestätigen sollten, würden sie die Infarkttherapie in ähnlicher Weise revolutionieren, wie dies vor wenigen Jahren bei der Behandlung von Magengeschwüren der Fall war. Sie werden sich erinnern– und gehören vielleicht selbst zu den Betroffenen –, daß ein Magengeschwür selten wirklich ausheilte, aus unbekannten Gründen immer wieder mit schrecklichen Schmerzen auftrat und schließlich nur auf operativem Weg entfernt werden konnte. Dieser fast schicksalhafte Ablauf änderte sich abrupt mit der medizinischen Erkenntnis, daß Magengeschwüre durch eine bakterielle Infektion mit Helicobacter pylori hervorgerufen werden. Seither werden diese Bakterien gezielt bekämpft, und Magengeschwüroperationen gehören inzwischen der medizinischen Vergangenheit an. Wird es beim Herzinfarkt demnächst so ähnlich sein?

Im Sommer 1996 überraschten amerikanische Forscher die Öffentlichkeit mit der Meldung, daß Herzinfarkte durch Bakterien der Spezies Chlamydia pneumoniae entstehen: Die Mikroorganismen verursachen schleichende Entzündungen in den Blutgefäßen und fördern dadurch die Arteriosklerose. Die Wissenschaftler hatten Gewebeproben aus sklerotischen, also durch Blutleere abgestorbenen Herzkranzgefäßen untersucht und bei 79 Prozent Chlamydien oder wenigstens Spuren dieser Bakterien entdeckt. Damit wurde zumindest eine Vermutung bestätigt, die skandinavische Ärzte schon in den achtziger Jahren geäußert hatten, ohne allerdings auf wesentliche Resonanz bei ihren Kollegen zu stoßen. Jetzt begann man, diese Theorie ernster zu nehmen.

Es gibt inzwischen über ein Dutzend wissenschaftlicher Forschungsberichte über den Zusammenhang von Arteriosklerose und den Chlamydien. Man konnte auch nachweisen, daß eine Infektion mit diesen Bakterien bei Kaninchen Arteriosklerose zur Folge hat. Zwei Forschungsprojekte sind bisher bekannt, bei denen Patienten nach einem ersten Herzinfarkt gezielt mit Antibiotika gegen die Chlamydien behandelt wurden – und tatsächlich traten weniger zweite Herzinfarkte auf, als es statistisch mit den traditionellen Therapieformen zu erwarten gewesen wäre. Natürlich müssen diese Ergebnisse weiterhin in langjährigen Versuchen überprüft werden. Vor allem müssen mehr Patienten zu diesen Studien herangezogen werden, bevor man zu endgültigen Schlußfolgerungen kommt.

Jedenfalls ist dieser Forschungsansatz für uns hoch interessant: Wenn nämlich Arteriosklerose durch Bakterien verursacht wird, kann man ihr durch regelmäßige Einnahme von Aloe-Saft vorbeugen. Und dies betrifft eben nicht allein Patienten, die schon einen ersten Herzinfarkt erlitten haben, sondern infarktgefährdete Personen im allgemeinen. Durch die Stärkung des Immunsystems können sich Chlamydien nicht ausbreiten oder gar Blutzellen infizieren. Aloe vera dient damit direkt zur Vorbeugung und Verhinderung von Herzinfarkten. Das soll allerdings nicht heißen, daß Sie nun hemmungslos rauchen, trinken und sich ungesund ernähren können: Übergewicht und zuwenig Bewegung sind immer schädlich. Aber mit Aloe können Sie die entzündlichen Infektionen verhindern und damit der Gefahr eines Herzinfarkts auf natürliche Weise, ohne den Einsatz von Antibiotika, vorbeugen.

Die Aloe-Therapie nach Professor Wladimir Filatow

Der Russe Filatow (1875–1956) war einer der berühmtesten Augenärzte seiner Zeit und der Pionier der Hornhauttransplantation, die unzähligen Menschen das Augenlicht zurückgab. Zugleich war er der Begründer einer Gewebetherapie mit Aloe vera, die wissenschaftliche Erkenntnisse der Schulmedizin mit den Erfahrungen der Naturheilkunde in Einklang zu bringen versuchte. Naturwissenschaftlich konnte er seine Therapie nicht theoretisch begründen, er handelte nach dem alten Grundsatz: »Wer heilt, hat recht.«

Die Grundlage für seine erfolgreichen Hornhauttransplantationen war die Erkenntnis, daß sich das Zellwachstum des alten Gewebes erneuert, wenn ein Stück neues, gleichartiges Gewebe hinzugefügt wurde: Er entfernte also teilweise die oberste Schicht der trübe gewordenen Hornhaut und setzte ein neues Gewebeteil ein. Daraufhin wurde, ausgehend von dem Implantat, die alte Hornhaut wieder durchsichtig und klar. Filatow teilte diese Beobachtung auf zahlreichen Kongressen seinen Fachkollegen mit, die seinen Ausführungen mit großer Skepsis begegneten. Filatow war nämlich auf Grund seiner praktischen Erfahrungen zu dem Schluß gelangt, daß die Heilung der getrübten Hornhaut am schnellsten vor sich ging, wenn das einzusetzende neue Gewebe eine gewisse Zeit der Kälte ausgesetzt gewesen war. Konkret gesagt: Filatow arbeitete mit Leichen aus dem Kühlhaus. Und seine Kollegen konnten auf Grund ihrer wissenschaftlichen Ausbildung nicht nachvollziehen, daß bei einem toten Körper, der einige Zeit sogar Minusgraden ausgesetzt war, noch eine Zellteilung erfolgen könnte, da Kälte bekanntlich die Zellteilung verlangsamt und schließlich sogar verhindert.

Filatows Methode war zwar nicht anerkannt, aber erfolgreich. Überall in Europa wurde mit der Hornhaut lebender Patienten experimentiert, nur Filatow verpflanzte gekühlte Gewebe bereits Verstorbener und erzielte damit die deutlich besseren Ergebnisse. Da er um eine wissenschaftliche Begründung für seine Erfolge bemüht war, versuchte er, die Wirksamkeit gekühlten Zellgewebes auch an Pflanzen nachzuweisen, und kam dabei zuerst auf die als Heilpflanze bekannte Aloe vera. Er schnitt Blätter der Pflanze ab, lagerte sie einige Tage bei fast null Grad, zerrieb sie dann nach den traditionellen Rezepten und spritzte den gewonnenen Saft einem Kranken unter die Haut. Es wirkte: die getrübte Hornhaut klärte sich. Er machte die Gegenprobe und erhitzt die Blätter in einem Dampfbad auf 120 Grad: Auch deren injizierter Sud wirkte. Er kam daraufhin zu dem Schluß, daß nicht die Pflanze selbst zur Heilung verhilft, sondern daß in ihr bioenergetische Stimulatoren enthalten sind, die sich gerade durch Kälte und Dunkelheit besonders entfalten können. Im Grunde handelt es sich um eine Reiztherapie, deren Wirksamkeit über das Zentralnervensystem zwar immer noch ungeklärt, aber offenbar nicht ohne Erfolg ist. Zahlreiche russische Ärzte haben nach Filatow diese Therapie übernommen. Im deutschsprachigen Raum ist sie ausführlich durch Wolfgang Wirth vorgestellt worden.

Die Besonderheit daran ist, daß ein sogenannter biostimulierter Aloe-Extrakt unter die Haut injiziert wird. Diese Biostimulierung geschieht auf folgende Weise: »Frisch abgeschnittene Aloe-Blätter werden mit Wasser gewaschen und in einem dunklen Raum 12–15 Tage bei 6–8 Grad Celsius aufbewahrt. In den Geweben der Aloe organisieren sich nun aktive Verbindungen zu biogenen Stimulatoren. Der vom Rückstand extrahierte Saft wird nochmals rund 12 Tage bei 6 Grad Celsius im Dunkeln aufbewahrt und mit einem bestimmten Verfahren weiterbehandelt« (Wolfgang Wirth). Danach erfolgt je nach Therapievorschrift die Injektion durch Spritzen. Das Präparat trägt den Namen »Aloe D2-biostimuliert« bzw. »ALOGEN nach Wolfgang Wirth«.

Adressen

Pro natures
Aloe vera 100% Pure Gel
Aus biologischem Anbau, in Apotheken

Aloveria fit
Pur 100% von den Kanarischen Inseln
Bezug über Handelsvertretung Silvia Braun
Giselastrasse 16
90441 Nürnberg
Tel.: 09 11/62 95 89

Dr. rer. nat. Storz
Aloe vera Gel 97,5%
Nur zur äußerlichen Anwendung. In Apotheken

Alogen nach Wolfang Wirth
Informationen bei: Arbeitsgemeinschaft Grundlagenforschung
für biologische Medizin
Postfach 610220
10923 Berlin

Santaverde GmbH
Klärchenstraße 11
22299 Hamburg
Tel.: 040/46 09 91 10
Fax: 040/46 09 91 99

Lanzinger Ges.m.b.H.
Kärntner Straße 535
A-8054 Graz
Tel.: 00 43/316/28 17 68-33
Fax: 00 43/316/28 50 15 oder 28 17 68-25
http://www.viaweb.at/Lanzinger
e-mail: Lanzinger@via.at

Remo Fritsche
Webergasse 5
CH-9056 Gais AR
Tel. und Fax: 00 41/71/7 93 20 92

Beauty Caprice
Paseo Illetas 16 2/A
E-07181 Illetas/Mallorca
Tel.: 00 34/71/40 10 42
Fax: 00 34/71/40 01 91
http://www.beauty-caprice.com
e-mail: info@beauty-caprice.com

ISLA FIT
Sabine Stratmann
Im Weidchen 14
57629 Höchstenbach
Tel.: 01 70/4 82 42 06
Fax: 0 26 80/2 83
Aloe vera Gel und Drink pur 100% von den Kanarischen Inseln.

Literatur

Bartels, Max: »Die Medicin der Naturvölker«, Leipzig 1893

Brauchle, Alfred: »Das große Buch der Naturheilkunde«,
Gütersloh 1977

Burang, Theodor: »Tibetische Heilkunde«, Zürich 1974

Dioskorides: »Kräuterbuch«, Frankfurt 1610 (Reprint 1964)

Faber, Stephanie: »Aloe vera. Schönheit aus der Natur«,
München 1988

Faber, Stephanie: »Geheimnisse der Heilkosmetik«,
München 1993

Gerling, Reinhard: »Handbuch der Schönheitspflege«,
Leipzig (ohne Jahr)

Gorys-Könemann, Corinna: »Gesunde Haut, schönes Haar«,
München 1996

Hoffmann, David: »Das Findhorn-Kräuter-Heilbuch«,
München 1992

»Klinisches Recept-Taschenbuch für praktische Ärzte«,
Berlin 1902

Kölbl, Konrad: »Kräuterfibel«, München 1976

Plinius Secundus, Gajus: »Naturgeschichte«, Bremen 1855

Pschyrembel: »Klinisches Wörterbuch«, Berlin 1990

Trommsdorff, Johann B.: »Kallopistria, oder die Kunst der Toilette für die elegante Welt«, Erfurt 1805

Weiner, Michael A: »Indianermedizin«, München 1988

Wirth, Wolfgang: »Mit Aloe heilen«, Steyr 1985

Die Autorin

Alice Beringer, geboren 1959, lebte lange Zeit in Kalifornien und New Mexico und lernte dort die Heilkräfte der Aloe vera kennen. Nach einer Ausbildung als Gestalttherapeutin lehrte sie Naturheilkunde und leitete Ayurveda-Kurse auf Sri Lanka. Heute ist sie in zweiter Ehe verheiratet, hat eine Tochter und lebt als Therapeutin abwechselnd in Südfrankreich und Deutschland.

In gleicher Ausstattung ist
bisher erschienen:

Christina Zacker/Caroline Bayer

Apfelessig

*Natürlich gesund und schlank
mit dem erfrischenden Fruchtelixier*

Apfelessig ist reich an Vitaminen und Mineralstoffen,
fördert den Stoffwechsel und lindert Beschwerden wie Rheuma und Gelenkerkrankungen, Asthma,
Hautkrankheiten, Allergien und Schlaflosigkeit. Außerdem
ist er ein Schönheitsmittel par excellence.

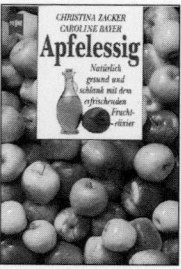

48/4